VARIO SURG

負担の少ない
インプラント治療／オーラルサージェリーのための
超音波装置バリオサージ

香月　武／監著
一柳 あゆみ・岩本 憲一／著

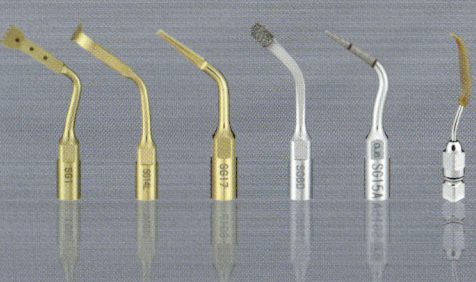

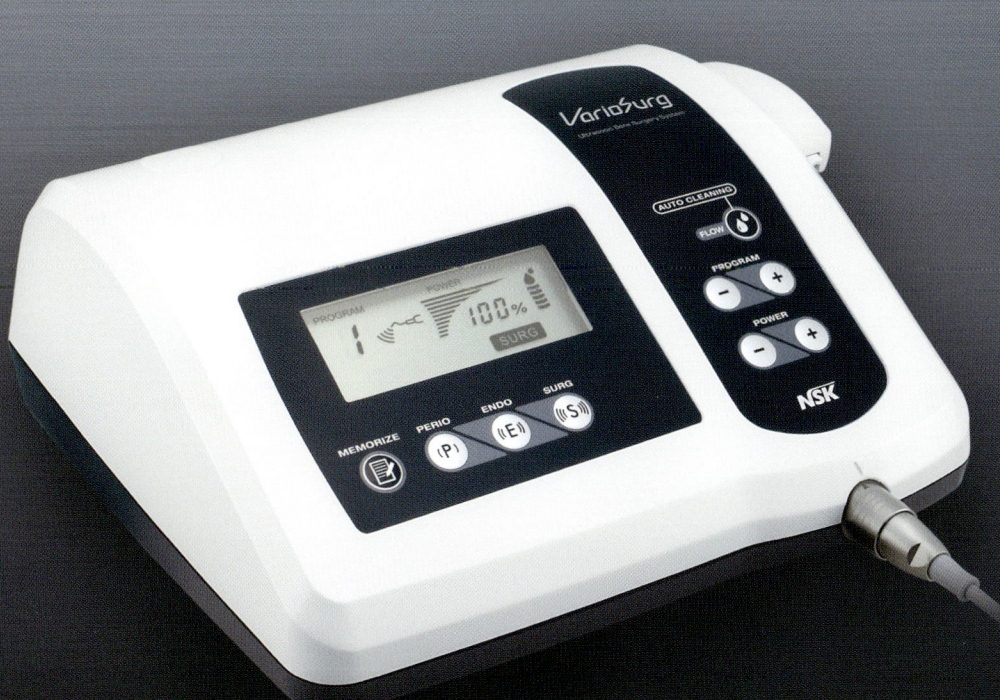

クインテッセンス出版株式会社　2011

Tokyo, Berlin, Chicago, London, Paris, Barcelona, Istanbul, Milano, São Paulo, Moscow, Prague, Warsaw, New Delhi, Beijing, and Bukarest

超音波装置バリオサージの開発によせて

　超音波振動子を使った治療装置が日本で発売されることになったのは，日本の歯科界にとってうれしいことである．そして臨床応用の一部を歯科界に紹介する機会を得たことは，私にとって喜びである．

　顧みると，数年前に日光に近い栃木県鹿沼のナカニシ本社研究室で，中西英一社長をはじめ技術陣と一緒に，バラックセットの状態の超音波装置を使って，豚の下顎骨の骨切りをテストしてから，すでに3年が経過した．そして，ようやく今年の初めに厚生労働省の認可が得られたとの朗報を受けとった．

　私が，なぜこの装置に深く関与することになったかについて述べてみたい．それは超音波装置が電気の振動を応用したものであるからである．小学生のとき，壊れたラジオから取りだしたトランスを解体して，銅線を回収し，鉄片にまきつけて電磁石を作って，電流を流すと釘や砂鉄を吸い付けることに興味を抱いた．同じようにして探した銅線でスパイダーコイルを作り，鉱石検波器と組み合わせて鉱石ラジオを作ったが，近くにあった駐留軍の強力な英語放送だけしか受信できなかった．

　そのうちに，自宅の真空管式ラジオから真空管を拝借して，自分が作った受信機で短波放送を聴くようになった．受信だけでは物足らず，発振器も作りだした．そこで出会ったのが，ピエゾ電気現象を起こす水晶発振子であった．これは当時，真空管の値段の100円に比べ，2,000円と高価のもので，貧乏な中学生の私には高嶺の花であった．

　そこでコイルとコンデンサーを組み合わせて発振器を作ったが，安定度がすごく悪かった．そのうちにアメリカ製の高級な通信機に使われているメカニカルフィルターというものがあることを知った．これは磁歪振動という現象を利用していた．同じような原理でフェライトを使ったキャビトロンというスケーラーがアメリカで作られて歯科界にデビューした．超音波が歯科へ入ってきたはじめであったと思う．超音波を作りだすもう一つの装置であるセラミック製の振動子は，ソナー，魚群探知機，洗浄機などに広く使われている．この振動子をさまざまな用途に合わせ効率よく働かせるために，高周波を作りだす発振器に工夫がなされている．

　超音波装置で骨を切ってみると，従来の回転や振動する機械に比べて，間違いなく骨を切る速度は遅い．しかし，切削したい場所を正確に切れるし，切断面が滑らかで，切断面が狭い．またチップが滑ることも少ない．このような超音波装置の利点を生かせば，今日まで難しかった手術が容易になると考えている．この装置が十二分に歯科・口腔外科治療に応用されることを期待したい．

　この本を出版するにあたって，協力をいただいた株式会社ナカニシの中西英一社長，田中信一氏，中川雅基氏，川﨑　聡氏，クインテッセンス出版株式会社の佐々木一高社長，玉手一成氏，江森かおり氏に感謝する．また，チップの運動を超高速度ビデオで撮影し，記録する機会を与えていただいたNHK放送技術研究所に深謝したい．

2011年3月

佐賀医科大学　名誉教授

香月　武

contents

Introduction
超音波装置バリオサージの特徴と構造

超音波装置バリオサージの特長 8
   患者にとってのメリット　8
   術者にとってのメリット　8
コントロールユニット本体 8
   治療モード　8
   S(サージモード/外科モード)　9
   E(エンドモード/歯内療法モード)　9
   P(ペリオモード/歯周治療モード)　9
   オートクリーニングモード　10
   注水量　10
ハンドピースとハンドピースコード　10
フットコントロール　11
各種チップ　11

PART 1
知っておきたい超音波装置バリオサージの基礎知識

はじめに　14
超音波装置って何?　14
どんなことができるの?　14
どうして切れるの?　15
先端のチップはどのように動いているの?　16
院内でどのくらいのスペースが必要なの?　16
どこに置くといいの?　16
どんな処置ができるの?　17

使用方法は簡単なの？　18
使用にあたって注意することは？　18
　使用上の注意点　18
　チップ交換時期の目安　18
やってはいけないことってあるの？　19
　禁忌事項　19
使いこなすコツはあるの？　20
　使いこなすポイント　20
骨切断面に違いはあるの？　20
出血が少ないように感じられるのはなぜ？　22
ハンドピースの使い方　22
購入にあたってどんな点に注意したらいいの？　22
　購入にあたっての選定ポイント　22
各社のチップに互換性はあるの？　23
チップの種類にはどんな形があるの，またその使い分けは？　23

PART 2
超音波装置バリオサージの臨床応用

上顎洞底骨移植術とインプラントの埋入　28
保存不可能な２１｜１２の抜歯と同部位へのインプラント即時埋入　30
肉芽掻爬　36
破折したインプラントの除去　37
埋入方向が不適当なインプラントの除去　38
インプラント埋入床の形成／歯槽骨の平坦化　39
　粘膜骨膜弁の剥離と排除・固定方法　42
口蓋隆起の除去と上顎洞底骨移植とインプラント　43
上顎洞底骨移植術　45
　上顎洞側壁の開窓　45
　上顎洞底骨移植術のための骨の採取法　49
オトガイ部からの骨の採取方法　49

contents

下顎枝からのブロック骨採取／智歯抜歯あり　50
　自家骨採取と同時に埋伏智歯抜歯を行う場合　50
　SG2L/Rチップ，SG14L/Rチップの使い分けのポイント　51
下顎枝からブロック骨を採取し上顎前歯部にベニアグラフト　53
〈比較参考症例〉（回転切削器を用いた症例）
上顎左側犬歯部ベニアグラフトとインプラント　55
　自家骨の採取場所　55
スプリットクレストとオーバーデンチャー　59
　治療計画　60
上顎前歯部のスプリットクレストと上顎洞底骨移植術　65
腐骨の除去／ビスフォスフォネート骨壊死　68
下歯槽神経移動術後のインプラント埋入　70
Le Fort I型骨切り術　74
上顎臼歯部のインプラント補綴後のメインテナンス　76
下顎前歯部のインプラント補綴後のメインテナンス　77

PART 3

超音波装置バリオサージによるチップの動き方
―― 高速度カメラによる観察 ――

高速度カメラによる観察　80
　目　的　80
　超音波振動の発生原理　80
　撮影状態および条件　80
　空気中での振動の様子　82
　負荷をかけたときの振動の様子　83
　水中でのキャビテーションの発生について　84

Introduction

超音波装置バリオサージの
特徴と構造

超音波装置バリオサージの特長

超音波装置バリオサージ(以下,バリオサージとする)は,一般的な超音波スケーラーよりも高い出力を発生できる骨切り用の超音波装置で,以下の特長を有する.

患者にとってのメリット
- 術後回復が早い(創傷治癒に優れている)
- 侵襲が最小限で済む

術者にとってのメリット
- 安全性が高い(軟組織を巻き込まない)
- 選択的な骨削除が可能
- コントロール性に優れている(切削深度,切削幅など)
- 多目的に使用できる

コントロールユニット本体

コントロールユニットは,大型液晶ディスプレー,操作キー,液送ポンプ,薬液ボトルの吊り下げ用ハンガーで構成されている.大型液晶ディスプレーには,治療モード,プログラム,パワーレベル,注水レベルが表示され,一目で設定状態がわかるようになっている.

治療モード

治療モードにはS(サージモード/外科モード),E(エンドモード/歯内療法モード),P(ペリオモード/歯周治療モード)の3種類がある.バリオサージの回路は,骨の状態やチップの種類,またチップ先端の負荷によって共振周波数がずれて切削効率が低減されることを防ぐため,フィードバック機能とオートチューニング機能が働くように工夫されている.

この2つの働きにより,チップ先端の負荷の状態を常時監視しながら最適なパワーと周波数を供給するようにコントロールされている.またパワー設定や注水量などは,合計9つまでプリセットできるようになっている.そのほか,設定されたそれぞれのモードごとに10〜100%の範囲で微調整が可能になっている.

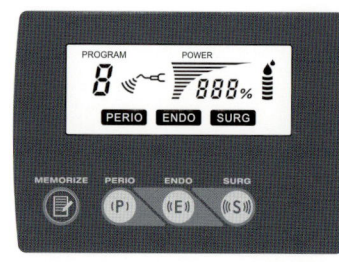

図1 操作パネル部.左から順にP(ペリオモード/歯周治療モード)・E(エンドモード/歯内療法モード)・S(サージモード/外科モード)のモードボタンがある.

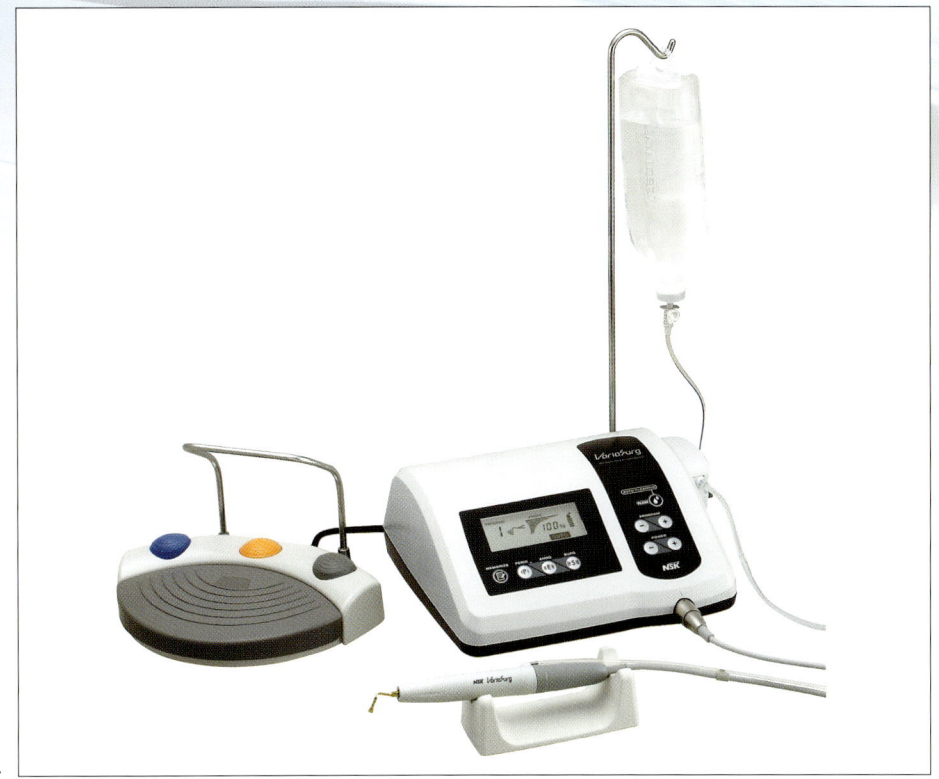

図2 超音波装置バリオサージ.

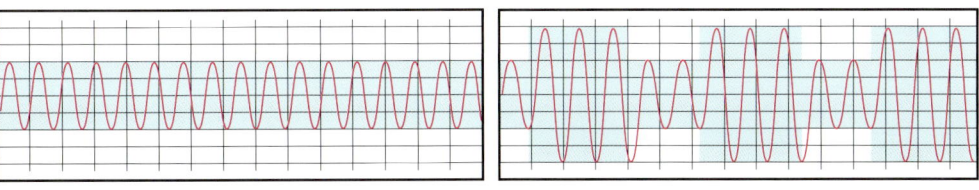

図3 振動モード．左が一定振動モードで，右がバーストモード．

S（サージモード／外科モード）

　3モード中で最も強いパワーを発生し，骨切りや骨切削などパワーを必要とする場合に使用する．サージモードには，硬組織の切削に有効な「バースト機能」が選択できる（図3）．バースト機能とは，一定の強さの振動に加え，さらに強い力を加える「ハンマー効果」を周期的に働かせ，より硬い組織の切削時に有効に働く．このバースト機能は，骨の硬さ（骨密度）に応じて3種類を選択できるようになっている（10Hz, 30Hz, 60Hz）．

E（エンドモード／歯内療法モード）

　エンドモードはサージモードよりも低出力である．サージモードの最大値と比較するとエンドモードの最大値は，その約40％程度．外科的歯内療法における逆根管充填窩洞形成に適したパワーに設定されている．

P（ペリオモード／歯周治療モード）

　ペリオモードは，3つの治療モードの中で最も微小なパワーで，サージモードの最大値と比較するとペリオモードの最大値は，その約20％程度になる．一般的なスケーリング，インプラントのメインテナンスなど微小なパワーを使ったデリケートな処置に適した出力になっている．

オートクリーニングモード

注水には生理食塩水を使用する．使用した後はそのまま長時間放置すると，生理食塩水がハンドピース内で結晶化し，注水不良の原因となることが多い．

そこで，バリオサージには「オートクリーニングモード」という便利な機能を設けている(図4)．まず蒸留水を入れた容器を用意する．次に生食バックに差し込まれた針を蒸留水に差し替え，3秒間「AUTO CLEANING」という専用ボタンを長押しすると，無振動の状態で30秒間の注水を行い，その後に自動的に停止する機能を持っている．これが注水経路を守る便利な機構である．

注水量

注水量は5段階で調整が可能なので，施術の状態に応じて微調整ができる．ただしチップ先端部の冷却のため，注水量を完全にゼロ(注水なし)にはできない．

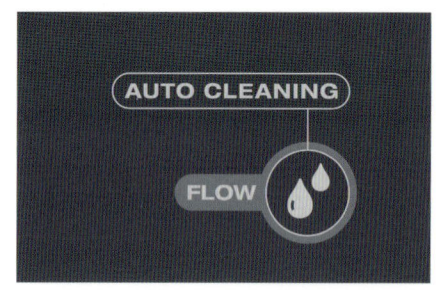

図4　オートクリーニングモードの操作パネル．

ハンドピースとハンドピースコード

ハンドピースは，タービンやコントラアングルハンドピースと同様にライトが照射される(図5)．そのため無影灯の影になる部位でも術野が明視野になる．このランプは交換が可能なので，ランプ切れにも容易に対応できる．またハンドピースは，ハンドピースコードごとオートクレーブ滅菌ができ，さらに熱水洗浄にも対応している(ミーレ社製 Type：G7882で検証済み)．

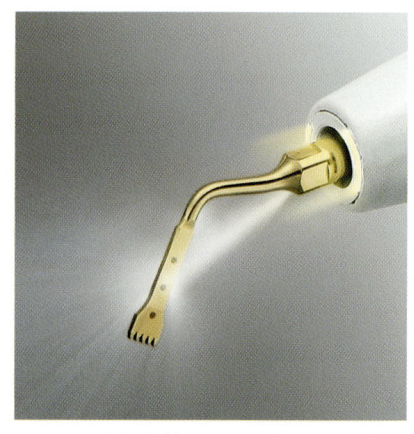

図5　ライト照射により手術野が明瞭．

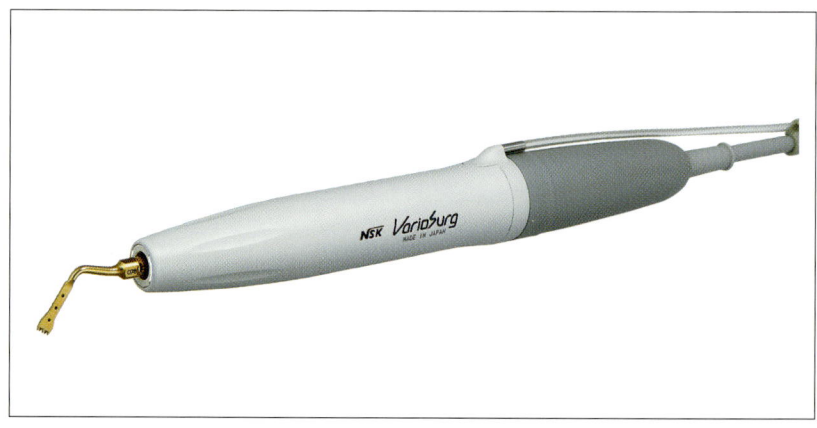

図6　ハンドピース．

フットコントロール

　フットコントロールのON/OFF操作部は大型で，意識せずにどの方向からも踏み込めるよう設計されている．またペダルには3つのボタンがあり，注水の最大水量ON/最大水量OFF，プログラムのアップダウンが足元でできるほか，足掛けバーがあるので移動も容易である．また保護機能として防水規格最高レベルのIPX8※をクリアしているので，水に対しても安心して使用できる．

※国際電気標準会議（International Electrotechnical Commission）が定めた規格で，機械を対象にした防滴・防水構造の性能を等級で表す．IPX0～IPX8の9段階ある中でIPX8は最高レベルで日本のJIS保護等級8に相当する．「継続的に水没しても内部に浸水することがない」というもの．

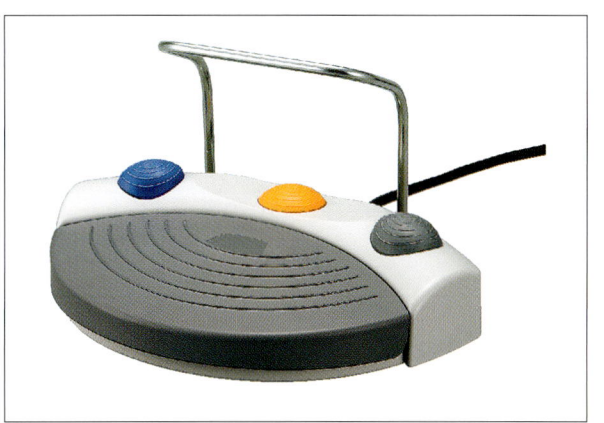

図7　フットコントロール．

各種チップ

　バリオサージには多様な用途に対応できるようにさまざまな形態のチップが用意されている．チップそのものはステンレスでできているが，用途に応じていろいろな加工や処理が施されている．金色のチップ表面には，摩擦係数を下げることを狙ってチタン加工（窒化チタニウム）が施されている．この処理により，切削速度向上，脂分の付着低減，チップの表面硬さの上昇，耐摩耗性の向上などの効果をもつため，骨切削の切れ味が向上し，骨の繊維質をきれいに切断することができる．

　そのほか，ダイヤモンドコーティングが施されているものもある．ダイヤモンド粒子が電着されているため，そのダイヤモンド粉が切刀として作用し，骨を切削することができる．

表1 従来法と比較したときバリオサージの特徴

埋伏歯の抜歯	従来法	バリオサージ
患者の感じ方	・回転するドリルを使うので，振動と騒音が不快感を与える	・振動が小さくて速いので，不快感が少ない
抜歯中の周囲組織の損傷	・軟組織をバーに巻き込みやすいので軟組織の損傷が多い ・血管を損傷すると出血し，神経を損傷すると知覚の異常が起こる	・軟組織にはほとんど損傷を与えない
術中の出血	・出血に対し効果はない	・キャビテーション現象で出血が少ない
手術野の明示	・効果なし	・照明があるので明瞭

抜歯窩周囲骨を損傷しない抜歯 破折したインプラントの除去	従来法	バリオサージ
抜歯	・ヘーベルを使い，歯槽骨を力の支点として抜歯するので，歯槽骨が壊れやすい	・歯根膜腔に薄いチップを挿入して，骨と歯をつなぐ歯根膜を切断する．その後，先端の薄いヘーベルで脱臼させ歯槽部から歯を取りだす
破折インプラントの除去	・トレフィンバーやフィッシャーバーで周囲の骨を削除するので，骨の損失量が多い	・薄いチップでインプラントの近心と遠心のみの骨を削除するので，頬舌側の骨の損失がない

上顎洞底骨移植術	従来法	バリオサージ
移植骨の採取	・剥離範囲が広い ・振動がある ・軟組織損傷の可能性がある	・剥離範囲が狭い ・振動が少ない ・軟組織損傷が少ない
上顎洞側壁の骨の開窓	・洞粘膜の穿孔の危険性が大きい	・洞粘膜にチップがあたっても粘膜を穿孔することは少ない
上顎洞粘膜の剥離	・専用の剥離子を使う	・先端がしゃもじ状のチップを使う
インプラント窩の形成	・ドリルの先端がぶれるので，骨を破壊しやすい	・チップの先端がぶれないので，インプラント窩を正確に拡げられる

そのほか	従来法	バリオサージ
骨の断面	・粗い	・滑らかである
骨細胞	・損傷が大きい	・損傷が小さい
剥離した粘膜弁	・巻き込みやすい	・巻き込みにくい
出血防止	・出血防止効果なし	・キャビテーション現象で小血管，毛細血管からの出血を防止する
切削速度	・速い	・回転器具と比べて遅い
ハンドピースからの手術野の照明	・なし	・あり

PART 1

知っておきたい
超音波装置バリオサージの
基礎知識

はじめに

　超音波装置（ピエゾ）という言葉は歯科界にだいぶ浸透してきている．日本では2008年の後半に初めて超音波による手術装置が厚生労働省に認可されたが，その後，数社の装置が認可され，現在では6社から購入が可能になった（2011年2月現在）．
　ピエゾとは，電気エネルギーを超音波振動に変える素子（ピエゾ素子）のことを指している．いわゆるピエゾは「骨を切る器械」と思われている歯科医師が多いが，実はとても応用範囲の広い器械で，外科的な処置はもちろん，日常臨床においても広い用途に使える．たとえば，抜歯や骨成形，骨隆起の削除などがあげられる．これら多くのメリットを持っているピエゾだが，仕組みや動きの特性を理解して使わないと，その能力が十分に生かされない．そこで，今後この超音波装置の導入を検討している歯科医師の参考のために，超音波装置に関しての素朴な疑問点を整理してみる．

超音波装置って何？

　水晶や特定のセラミックスの結晶に機械的応力を加えると，その応答として電気（Piezoelectricity）を生ずる現象をピエゾ現象という．この単語は，ギリシャ語で「押す」を意味する piezein に由来する．指の圧力で発火するライターは，ガスに点火する火花を飛ばすのにピエゾ現象を利用している．指の圧力で高い電圧を発生させて，火花を飛ばすのである．
　この現象は，フランスの物理学者ピエール・キュリー（Pierre Curie）により発見された．彼はラジウムの発見者として有名なマリーの夫で，1880年に彼の兄ジャックと一緒にピエゾ現象を発見した．この逆の現象として，結晶を荷電させると変形も起こり，結晶に高周波電圧を加えることによって，超音波を発生させることができるのである．
　超音波を発生させるには，ピエゾ現象（電歪現象）だけではなく，磁場によって磁性体の変形が起こる磁歪現象もあり，スケーラーなどに応用されている．

どんなことができるの？

　超音波振動が生かされるのは，歯科などの医療分野に限ったものではなく，日常生活のなかのさまざまなところで活躍している．
　初期には軍用として潜水艦探知用の機械に応用されていた．今日，身近なとこ

ろでは魚群探知機に使われたり，眼鏡の洗浄にも使われている各種洗浄器，食品などのプラスチックケースの接着，一般工業の精密加工などに応用されている．医療分野では，超音波医療診断装置(超音波エコー)，超音波メス，白内障治療用のメスなどがあり，歯科分野では，超音波スケーラーとして歯石除去や根管治療用などに使われている．

どうして切れるの？

バリオサージのハンドピースのなかには，電気エネルギーによって微細な振動を起こすセラミックスでできた円盤状の板のようなものが複数仕込んである(図1-1)．このセラミックスに電気的信号を与えると膨張，収縮を1秒間に約3万回繰り返し，0.1mm程度の幅でチップが振れる仕組みとなっている(図1-2,3)．このセラミックスを仕込んだ全体を振動子と呼んでいる．

この振動子の先端に金属のチップを装着し，この振動を利用すると歯石の除去や骨の切除などができる．この原理を正確に表現すると，超音波振動体の振動部分の平均的速度をV(m/s)，振動周波数をF(Hz)，振幅(片振幅)をA(m)とした場合，次の式で表すことができる．

$$V = 2\pi AF$$

たとえば，20kHzで片振幅25 μm(両振幅50 μm)にナイフを振動させた場合，毎秒3mという高速で刃物が振動するため，静かでかつ非常に切れ味のよい超音波ナイフができる．

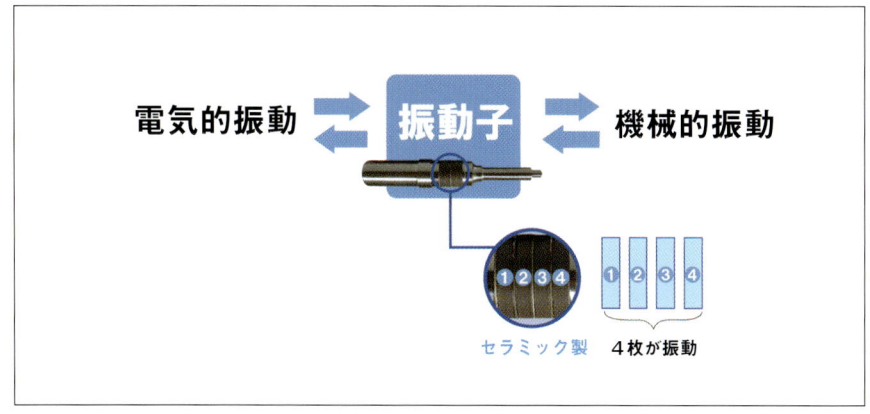

図1-1　ハンドピースの内部．

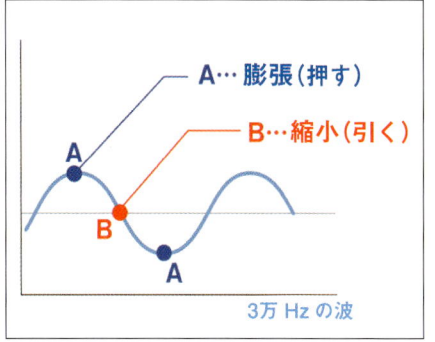
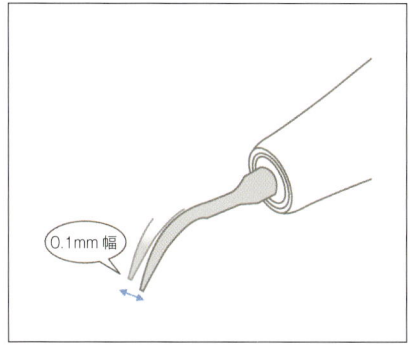

図1-2　電気信号の流れ．
図1-3　0.1mm程度の幅で振動する．

先端のチップはどのように動いているの？

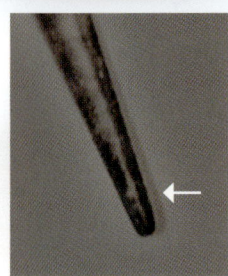

　超音波振動は，チップ先端部が0.1mm程度の幅で1秒間に約3万回の振動を繰り返しているため，当然人の目には止まらず，チップの動きを確認することはできない．しかし，近年の技術進歩により，超高速度カメラを使うことで，前後に動くわずかな動きやキャビテーション（空洞化現象）までもが，可視化することに成功した．その詳細はPART 3（P82）を参照．

図1-4　チップ先端の振動振幅．矢印で示す右の薄い影のようにみえるのが振幅である．

院内でどのくらいのスペースが必要なの？

　歯科用ユニットの大きさは各社異なるが，ほとんどの超音波装置は，設置する場合の面積として，縦350mm，横350mm程度あれば十分で，なかには極端に小型のものもある．見た目だけではなく，購入予算，設置場所のスペース，切削能力（パワー）などを考慮したうえで選択することが望ましい．

どこに置くといいの？

　特定の場所に据え付けるのではなくて，どの治療ユニットでも使える状態にしておく．具体的には，キャスターつきの小さい台に載せて，必要な場所に移動して，外科処置，歯周病の処置，口腔清掃などに使う．ハンドピースやチップは常に滅菌した箱に収納して，移動式の台に収納しておく．

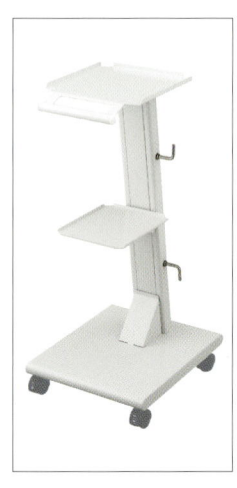

図1-5　バリオサージ専用カート「iCART-L」．

どんな処置ができるの？

　超音波装置を使ってできる処置は，下記のように日々の日常臨床でも使用できる機会も多く，広範囲にわたっている．硬い骨の切削だけではなく，いわゆる硬組織から軟組織まで幅広い用途で使える機器である(表1)．

表1 超音波装置の応用領域

	領　域	用　途	具体例（アプリケーション）
超音波	一般歯科	歯石除去（スケーリング）	歯肉縁上，歯肉縁下などの歯石除去
		歯内療法	根管の洗浄，拡大・形成，根管内の破折ファイルの除去
		インプラントのメインテナンス	プラークや歯石の除去など
	口腔外科	骨切り	下顎骨からのブロック骨採取，歯槽堤の拡大・分割など
		骨削除	上顎洞側壁の開窓，骨隆起の除去，抜歯窩の掻爬，骨の平坦化
		骨形成	骨の形態修正，スターティングポイントの形成，スクリューピンの下孔あけ，インプラント窩形成のガイド，骨の平坦化
		抜歯	骨の除去，歯の分割，歯根膜の切断
		粘膜剥離	上顎洞，鼻腔粘膜など脆弱な組織の剥離と挙上
		外科的歯内療法	歯根端切除，逆根管充填窩洞形成，囊胞や肉芽の除去
	歯科矯正科	皮質骨の骨切り	コルチコトミー
	技工	超音波カッター	シリコン・石膏・アクリル樹脂の切削（マウスピース・マウストレー・矯正用ベースプレートの切削・調整など）
	そのほか	超音波洗浄	キャビテーション効果を利用した各種インスツルメントの洗浄

使用方法は簡単なの？

あまり複雑な操作はなく，骨の硬さに応じたモードの選択，パワーの設定，注水量の設定をするのみ．メーカーによって液送ポンプの構造が異なるため，セット方法が異なる程度．

使用にあたって注意することは？

バリオサージのチップは高速で振動するので，取り扱いに関しては何点か注意することがある．チップは振幅の大きなところ（腹）と小さなところ（節）が交互にあり，先端部が最も大きく振れるように設計されている（図1-6）．チップは先端部以外の部分であっても，熱をもつ部分があるので，口腔内で操作する場合は軟組織に接触しないように注意する．

使用上の注意点

- 十分な注水量の確保（火傷に注意）
- 先端部以外にも熱をもっている部分があるので注意する（図1-7）
- 用途にあった適切なチップを選択する
- チップごとに決められたパワー設定を守る
- 手術前にチップの刃先を確認し，折れたり，コーティングが剥がれていないか，またダイヤモンドが消耗してなくなっていないかなど確認する．異常が認められたら早めに交換する

チップ交換時期の目安

切削対象物，設定パワー，手指圧のかけ方，個人差などによってもチップの摩耗度に差が出るので，画一的にチップの交換時期を限定するのは非常に困難である．これはサージカルバーや根管拡大用のニッケルチタンファイルでも同様のことがいえる．

筆者の場合は，最初の感覚と比較して切削感が鈍ってくると感じるタイミングで新しいチップに交換するようにしている．交換回数の目安は5回から10回程度．メーカー推奨は，「約5回ご使用になったら取り替えることをお奨めします」としている．

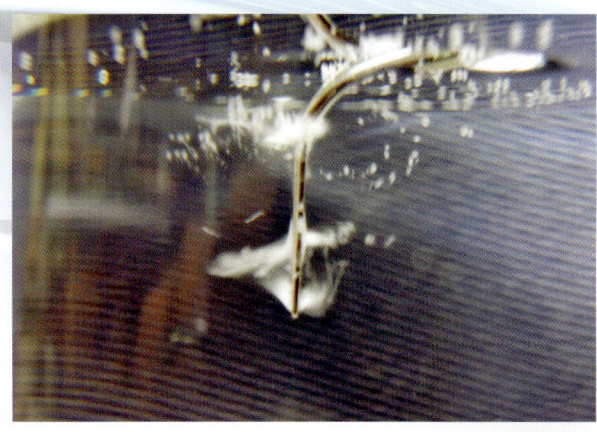

図1-6 チップの振動により，チップ周辺にキャビテーションが発生している(写真で白くみえる部位)のが確認できる．チップが大きく振れているところは，とくに発熱が大きい．

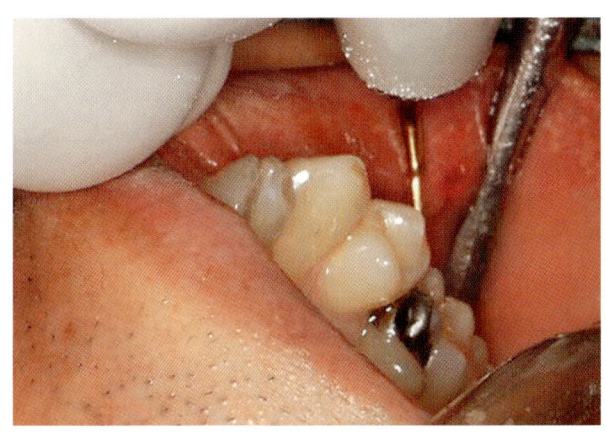 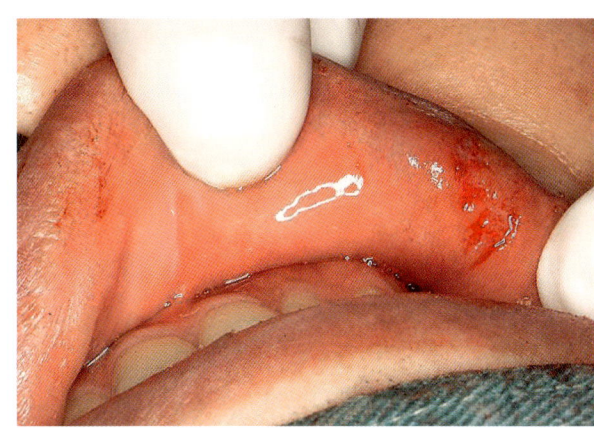

図1-7 チップの曲がりの部分が口腔粘膜に接触していたため，埋伏智歯の抜歯時に粘膜に火傷を負った例．

やってはいけないことってあるの？

　　　　　一般の医院に浸透している歯石除去用の超音波スケーラーとまったく同じで，チップを曲げたり，削ったりという加工を加えることは，チップの振動特性を変えてしまい，振動しなくなってしまう．絶対にやってはいけないことを整理すると次のとおりである．

禁忌事項

・チップを曲げたり，研磨したりすること
・指定されたパワー以上の強いパワーで使用すること
・注水せずに使用すること(安全性を考慮して注水なしの設定はできない)

使いこなすコツはあるの？

　ハンドピースを握る際ついつい力を入れてしまいがちだが，押しつけるとかえって切れない．3本の指でペンホルダー式に軽めに握り，手首のスナップをきかせる感じで，チップを組織にあてるとよく切れる．また，硬い対象物にあたって振動しているときには「キーン」という超音波特有の金属音がするので，振動しているかいないかのガイドになる．

　同じ部位にハンドピースをとめているよりは，切削部位に応じて2～3cm程度でも前後に移動させると切れやすい．メーカーごとにチップの刃先の作りが異なり，引いたときに切れるように作られているものもあるので，購入前によく確認するとよい．

使いこなすポイント
- ハンドピースは親指，人差指，中指の3本で軽く保持し，軽く作業部にあてる
- 手首のスナップをきかせる感じで操作し，チップの振動をうまく利用する
- 高速の振動によるチップ先端付近に限局した摩擦熱の発生を防ぐため，チップを同じ場所に留めないで，ゆっくり動かす
- 切削部位に応じて2～3cm程度動かす

骨切断面に違いはあるの？

　光学顕微鏡で観察すると，トレフィンバーで切削した骨，バリオサージで切削した骨ともに，骨切断面に明らかな熱によるダメージはなく，なだらかな切削面として観察することができる（図1-8a，b）．

　しかしながら，走査型電子顕微鏡で観察すると，トレフィンバーで切削した骨切断面は振幅の大きな波状であり深さも不均一である．また，表面の性状は粗造で，微小骨折が確認できる（図1-9a）．

　10000倍で観察すると，表面には骨の微小な切削片が無数に付着していることが確認できる（図1-9c）．

　一方，バリオサージで切削した骨表面は振幅が小さく周期的な溝が形成されており，溝の深さも浅く一定である（図1-9b）．表面の性状はなだらかで，図1-9aのトレフィンバーで切削した際に認められた微小骨折は認められない．

　倍率を10000倍にあげてバリオサージで切削した骨の表面を観察すると，トレフィンバーで切削した骨切断面にみられた微小な切削片はほとんど観察されず，コラーゲン繊維と思われる繊維組織の断端が確認できる（図1-9d）．

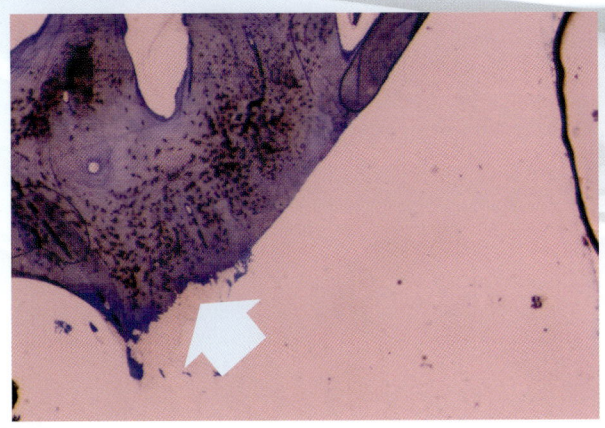

図1-8a トレフィンバーで切削した骨切断面（40倍）．ほぼ均一に切削できているが，一部で粗造な面を認める．

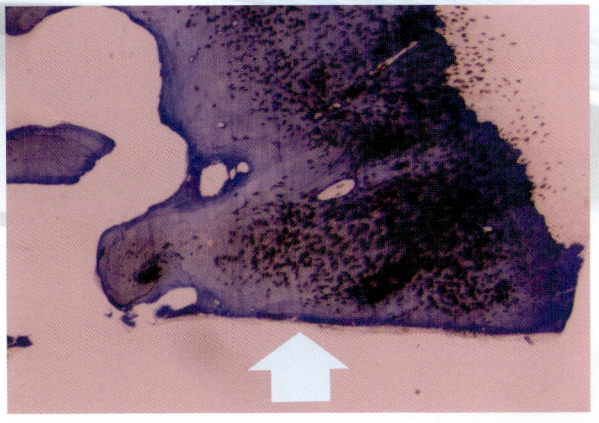

図1-8b バリオサージで切削した骨切断面（40倍）．ほぼ直線に切削でき，骨の火傷も認めない．

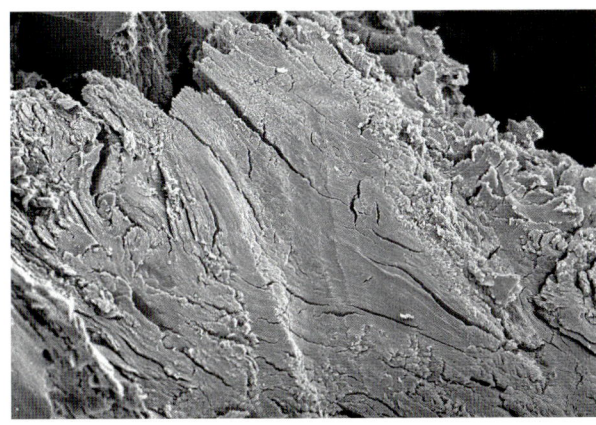

図1-9a トレフィンバーで切削した骨切断面（100倍）．骨切断面には，多数の微小骨折が認められる．

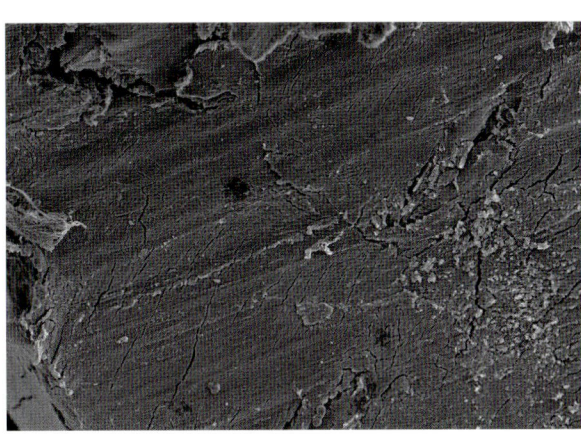

図1-9b バリオサージで切削した骨切断面（100倍）．微小骨折はほとんど認められず，断面も滑沢である．

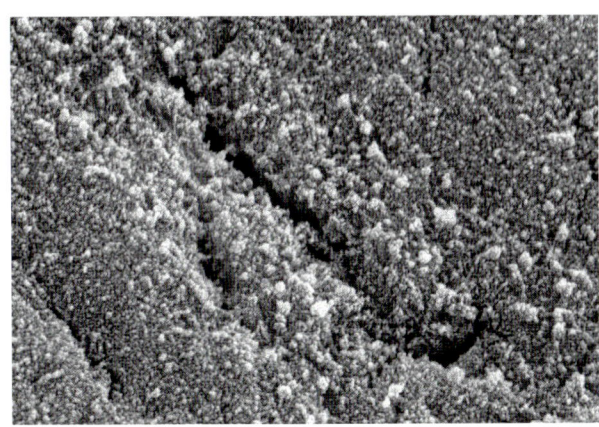

図1-9c トレフィンバーで切削した骨切断面（10000倍）．拡大像では，無数に骨切削片を認める．

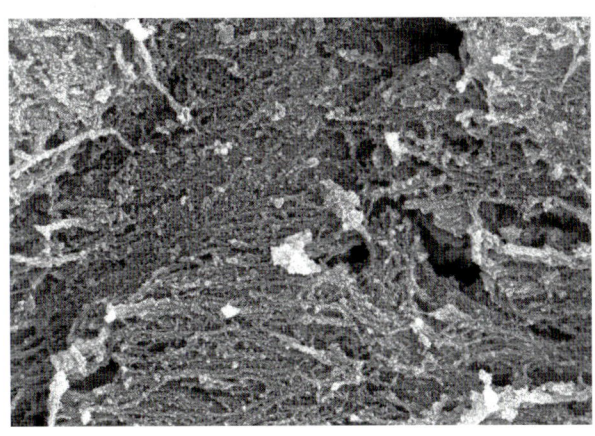

図1-9d バリオサージで切削した骨切断面（10000倍）．拡大像では，膠原線維の断端が確認でき，骨切削片は少ない．

（上図1-8ab, 1-9a〜d　佐賀大学医学部歯科口腔外科　檀上　敦氏の製作による）

出血が少ないように感じられるのはなぜ？

　超音波装置を使って手術すると，術野が明瞭になり，手術が行いやすいことを実感する．その理由は，チップの振動がキャビテーションを起こして，止血作用を発揮するという説もあるが，それを実証することは難しい．チップに向かって放射される水と空気によって，術野の血液が吹き飛ばされるので，術野が明瞭になる結果，止血効果があるようにみえるのではないかと考えている．

ハンドピースの使い方

　チップの先端は振幅約0.2mm，1秒間に3万回の高速で振動している．刃先を強く物体に押しつけると，振動子の特性として，刀先が作業部に拘束されやすくなるため，切れ味が落ちてしまう．その場合，チップをやさしく物体に押しつけて，なでるようにして動かすと，振動幅を維持して切削を能率よく行うことができる．
　要領としては，ハンドピースをペンを持つように把持し，手をゆっくり動かすことである．チップを一カ所に停止したままでは，チップ先端に熱が発生するので，組織がこげてしまうため注意しよう．

購入にあたってどんな点に注意したらいいの？

　冒頭に述べたように数年前と違って複数メーカーが参入したことで選択の幅が広がり，歯科医師にとってはよい環境が整ってきた．しかし，安い投資額ではないので，購入にあたっては，自分の行いたいこと，必要性，予算などを十分に考慮したうえ，後々後悔しないよう選定をしていただきたい．筆者の考える購入にあたっての選定のポイントは，つぎのとおりである．

購入にあたっての選定ポイント
- 自分に行いたい治療ができるチップが揃っているか
- チップの耐久性，加工精度などの品質
- ハンドピースの持ちやすさ，ライトの有無
- 切削能力（実際に削って確かめ，比較してみることが確実）
- アフターサービス（修理対応や消耗品の追加購入の迅速さなど）

各社のチップに互換性はあるの？

　デンタルチェアの電気モーターに装着するコントラアングルハンドピースは，ほとんどのメーカーのものが装着できるので，後々になって異なるメーカーのものに切り替えることが可能だが，超音波装置の場合はそれと異なる．
　チップに関しては規格がなくチップのネジの作り方がメーカーによって異なるので，どこのメーカーのチップでも装着できるわけではない．そのため，一見チップをハンドピースに装着できたように思えても，ネジを傷つけてしまい，取り返しのつかないことになりかねない．
　また，なかには装着できるものもあるが，ハンドピースとチップ，また電気回路との適切な共振周波数のマッチングがとれるように設計されているので，装着できるからといっても，確実に最適な振動特性が得られるとは限らない．無用なトラブルを避けるためにも，メーカー純正のものを選ぶ方が無難である．
　そういった意味でも，現在自分がやろうとしている治療ができるチップが揃っているのか，また今後もバリエーションを増やしていけそうなメーカーなのかを見極めたうえで，機器を選択してほしい．

チップの種類にはどんな形があるの，またその使い分けは？

　一般的にチップはステンレス製が多いが，骨との接触による摩擦を減らし，チップの耐久性を上げることを狙って，チップ全体をチタンコーティングしているものもある．また骨切削の速さを維持し，丸く骨切削ができるようにチップ先端をダイヤモンドコーティングしているものもある．

表2　チップの材質・表面処理

材　　質	ステンレス
表面処理	チタンコーティング（骨切り，骨の平坦化などを主な目的としたチップ） ダイヤモンドコーティング（骨形成，肉芽掻爬などを目的としたチップ）

表3　手術別適応チップ一覧

手術の種類	用途	主な使用チップ	参照頁
骨削除，成形	①ブロック骨の採取 ②歯槽堤の拡大，分割 ③骨隆起の除去 ④歯槽骨の平坦化	MODEL **SG1**　　MODEL **SG8** MODEL **SG2L**　　MODEL **SG2R** MODEL **SG14L**　　MODEL **SG14R** MODEL **SG3**　　MODEL **SG5** MODEL **SG6D**	☞ P39 ☞ P43 ☞ P49 ☞ P50 ☞ P53 ☞ P59 ☞ P65
採取骨の細工やインプラント窩の処置	①骨の形態修正（微妙な調整が可能） ②スターティングポイントの形成 ③インプラント窩形成（脆弱な骨） ④スクリューの下孔あけ	MODEL **SG15A**　　MODEL **SG15B** MODEL **SG16A**	☞ P30 ☞ P39
肉芽搔爬，骨片採取	①抜歯窩内の肉芽の除去 ②歯槽上の肉芽の除去 ③自家骨の採取	MODEL **SG3**　　MODEL **SG5**	☞ P36
骨を損傷しない抜歯	①歯根膜の切断 ②歯根の分割	MODEL **SG17**	☞ P30
インプラント除去	インプラント除去	MODEL **SG17**	☞ P37 ☞ P38
腐骨の除去	①骨の削除 ②肉芽の搔爬	MODEL **SG5**　　MODEL **SG6D** MODEL **SG16A**	☞ P68

手術の種類	用　途	主な使用チップ	参照頁
歯根端切除	①囊胞の除去	MODEL **SG15B**	☞ P36
	②肉芽の除去	MODEL **SG5**	
	③歯根先端部の切除	MODEL **E30LD-S**　　MODEL **E30RD-S** MODEL **E31D-S**　　MODEL **E32D-S**	
インプラントのメインテナンス	アバットメントと上部構造境界部に付着したプラークの除去	MODEL **V-P10**	☞ P76 ☞ P77
上顎洞底骨移植術	①移植用の自家骨の採取 ②上顎洞側壁の開窓	MODEL **SG1**　　MODEL **SG6D** MODEL **SG8**　　MODEL **SG16A**	☞ P28 ☞ P45 ☞ P65
埋伏歯抜歯	骨切り，骨削除，歯の分割，肉芽の掻爬	MODEL **SG1**　　MODEL **SG5** MODEL **SG2L**　　MODEL **SG2R** MODEL **SG16A**　　MODEL **SG17**	☞ P50
下歯槽神経移動術	骨の削除，切断	MODEL **SG1**　　MODEL **SG6D**	☞ P70
外科的矯正術	骨切りによる顎変形症の治療 コルチコトミー	MODEL **SG14L**　　MODEL **SG14R** MODEL **SG1**	☞ P74

PART 1　知っておきたい　超音波装置バリオサージの基礎知識

PART 2
超音波装置バリオサージの臨床応用

上顎洞底骨移植術とインプラントの埋入

患者：37歳，女性
主訴：左上顎の歯の欠損部にインプラント希望
診断：6欠損，8の水平埋伏歯
処置：8水平埋伏歯の抜歯，下顎枝からの骨採取
　　　　上顎洞底骨移植術，6インプラントの埋入
モード選択：サージモード
パワー設定：最大80％まで

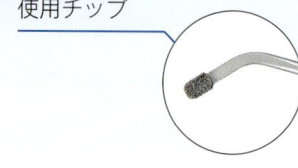
使用チップ
MODEL **SG6D**

　6欠損部は上顎洞があるためにインプラントを埋入するための骨高径が不足している．この患者は，幸いなことに8の水平埋伏歯があるため，抜歯時に同部頬側の下顎枝から自家骨の採取を行い，粉砕して上顎洞底部に自家骨移植を行ってから，6部にインプラントを埋入した．

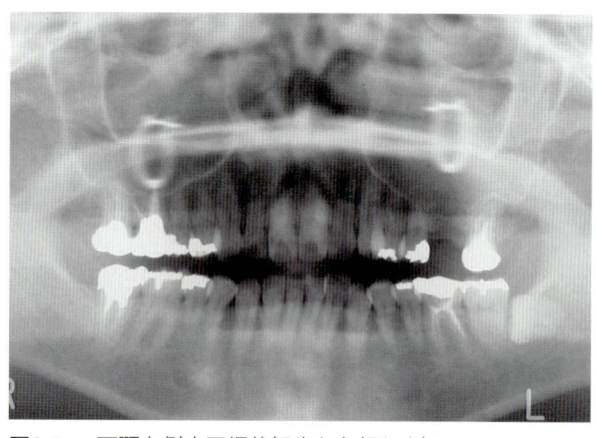

図2-1a　下顎左側水平埋伏智歯と欠損した6．

バリオサージの設定モードについて

モード選択
　3つの治療モード（外科モード，歯内療法モード，歯周治療モード）から目的のモードを選択する．

パワー設定
　記載されたパーセンテージは，各治療モードにおけるチップ出力設定の上限値．そのパーセンテージ以下で使用する．

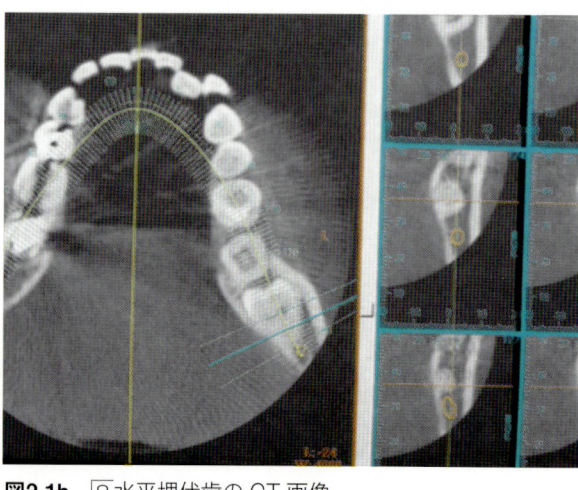

図2-1b　8水平埋伏歯のCT画像．

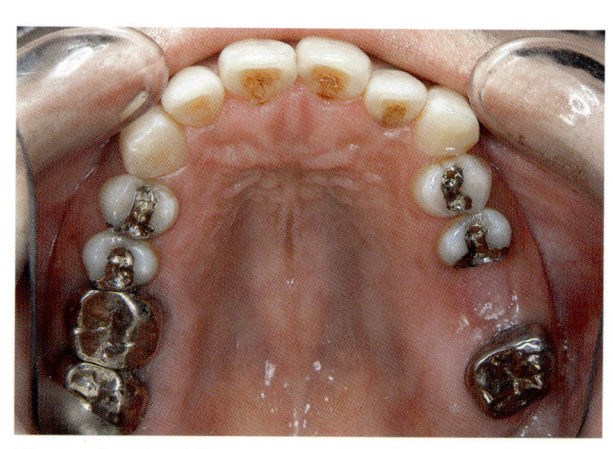

図2-1c　6部の状態．

手術手技のポイント

インプラント埋入の際に埋入部に骨の吸収が起きていたり，上顎洞のために骨高径が不足し自家骨移植が必要になる場合がある．そのときに患者に智歯が埋伏していれば，智歯の抜歯とともに同部の頬側の下顎枝から自家骨を採取することができる．

回転するバーで骨を切るのに比べて，超音波装置では頬側の粘膜骨膜を剥離する範囲が少なくてすみ，その上，骨切り中に軟組織を損傷する危険性が少ない．

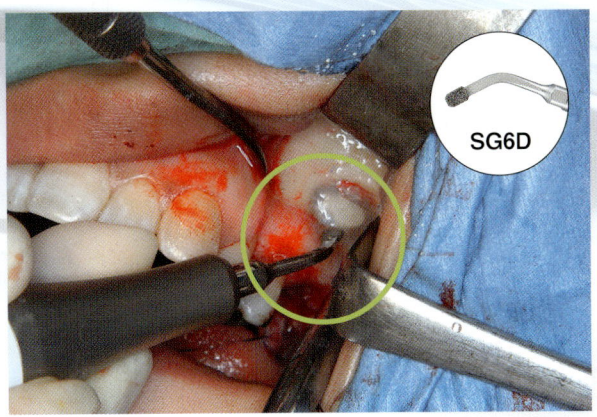

図2-1d　下顎枝より採取した骨を粉砕して，上顎洞側壁にあけた窓から洞内に入れる（写真はライトなしのハンドピース：国内未発売）．

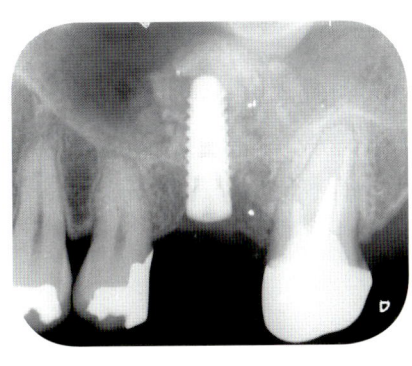
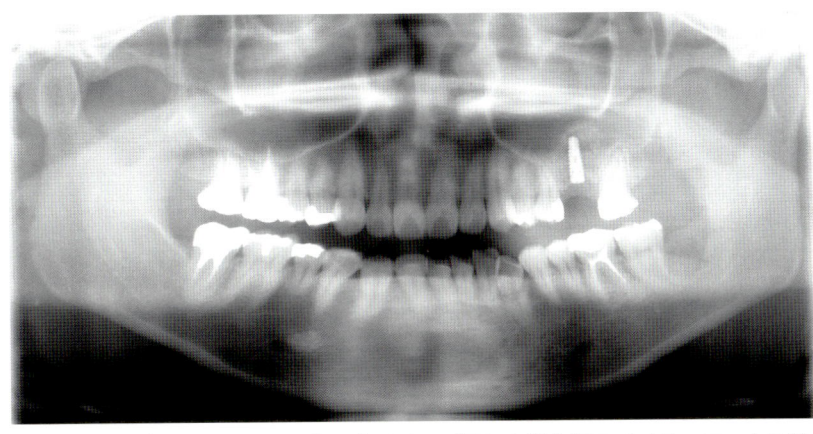

図2-1e　上顎洞底粘膜の挙上と自家骨移植を行い，インプラントを埋入した．右はインプラント埋入部のパノラマエックス線写真．

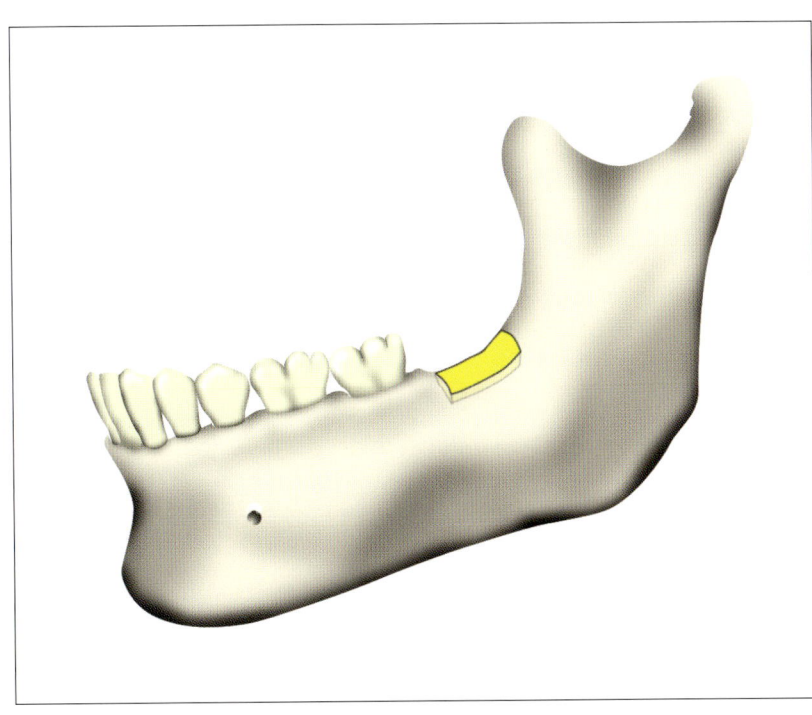

図2-1f　下顎枝から自家骨の採取部位（詳細については P51参照）．

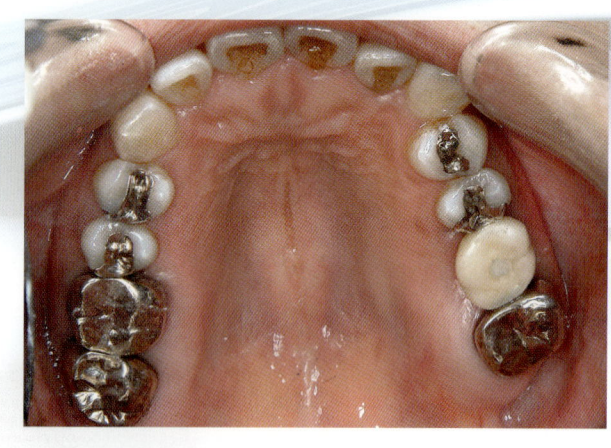

図2-1g ６|に装着した最終補綴物.

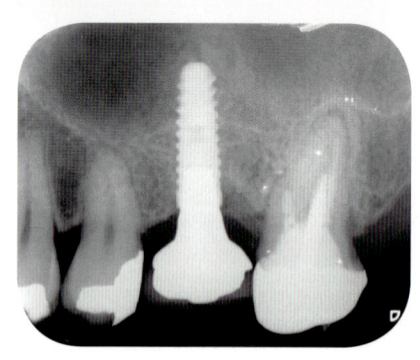
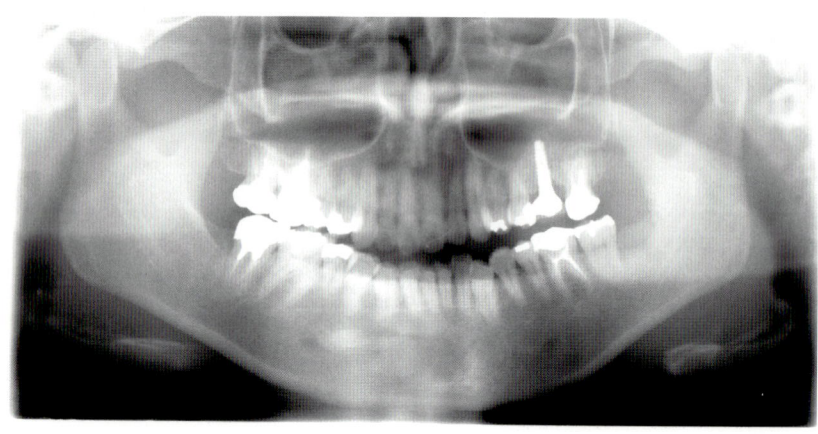

図2-1h 補綴後のエックス線写真とパノラマエックス線写真.

保存不可能な２１|１２の抜歯と同部位へのインプラント即時埋入

患者：45歳，男性
主訴：残根状態の前歯部の修復
診断：２１|１２ C_4
処置：保存不可能な２１|１２の抜歯と
　　　　同部位へのインプラントの即時埋入
モード選択：サージモード
パワー設定：SG17：最大80％まで
　　　　　　　SG15A・15B：最大50％まで

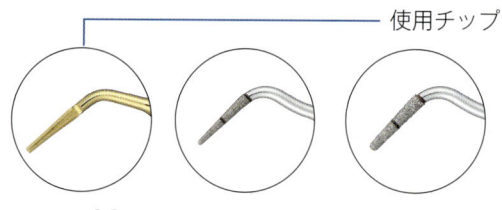

使用チップ
MODEL SG17　MODEL SG15A　MODEL SG15B

　　　　SG17チップを用いて前歯の唇側の骨を壊さないように処置をする．と同時に歯槽骨を加熱させずに歯根表面を切削する．歯根と歯槽骨の間の歯根膜を切り離し抜歯する．直後に抜歯窩の口蓋側にインプラントを埋入する．

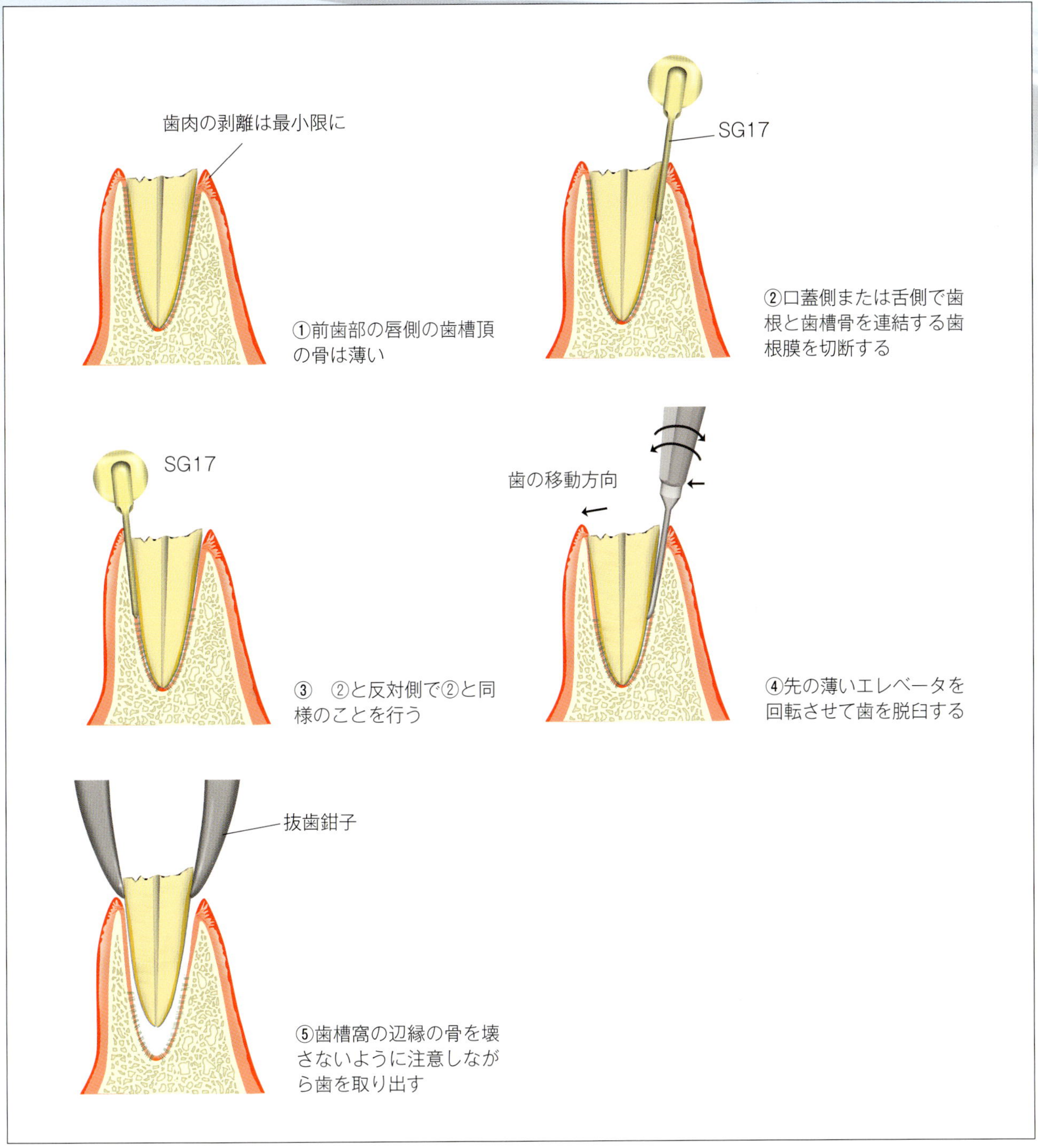

歯肉の剥離は最小限に

①前歯部の唇側の歯槽頂の骨は薄い

SG17

②口蓋側または舌側で歯根と歯槽骨を連結する歯根膜を切断する

SG17

③ ②と反対側で②と同様のことを行う

歯の移動方向

④先の薄いエレベータを回転させて歯を脱臼する

抜歯鉗子

⑤歯槽窩の辺縁の骨を壊さないように注意しながら歯を取り出す

図2-2a 歯槽骨を壊さない抜歯法.

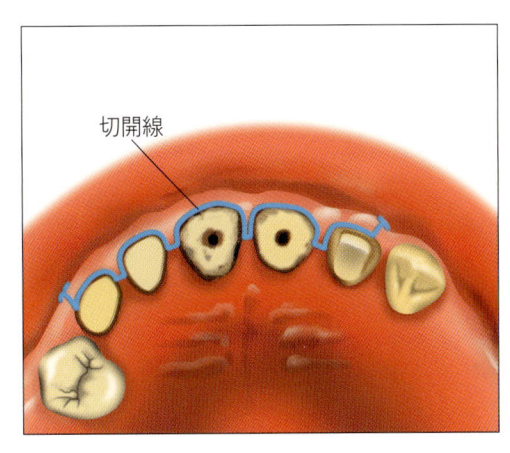

切開線

図2-2b 切開線の設定.

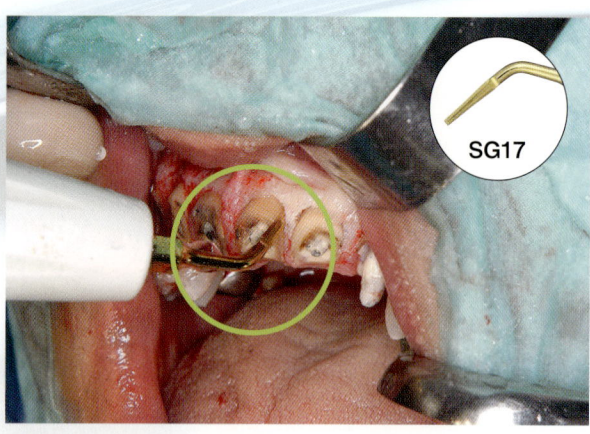
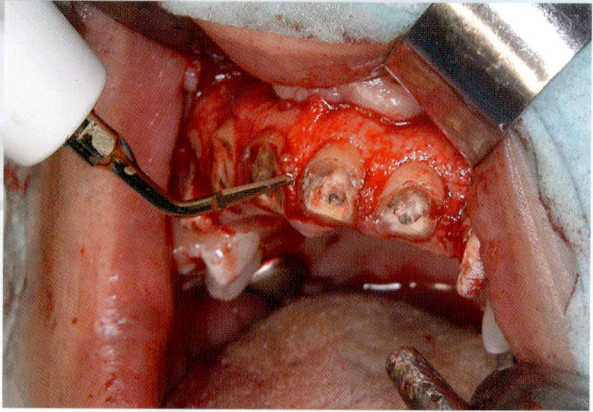

図2-2c　SG17チップを使って，周囲の歯根膜を切断し，歯根と歯槽骨の間を切り離す．

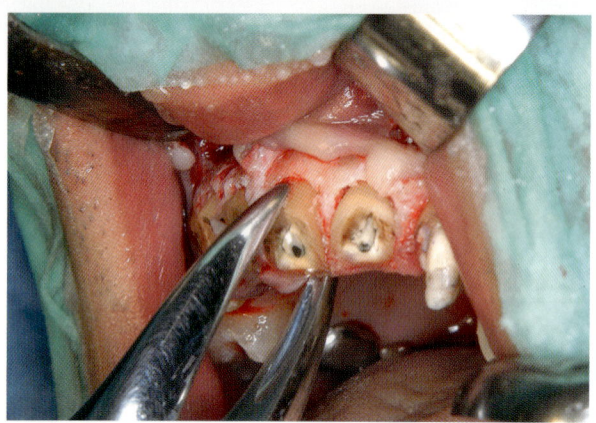
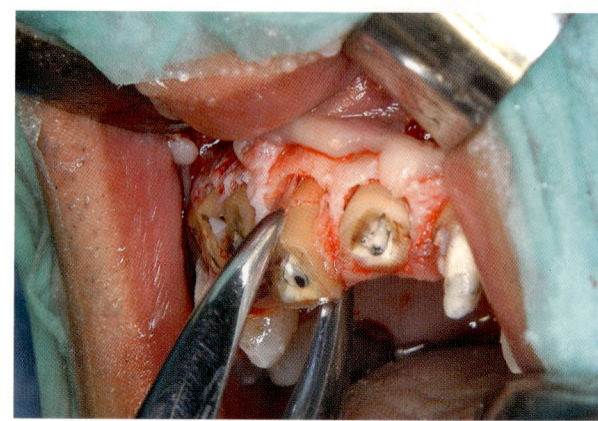

図2-2d　抜歯鉗子を使って，唇側の骨を壊さないように注意しながら，抜歯する．

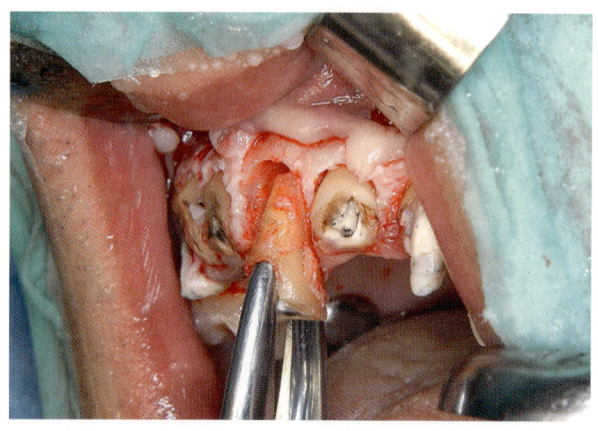
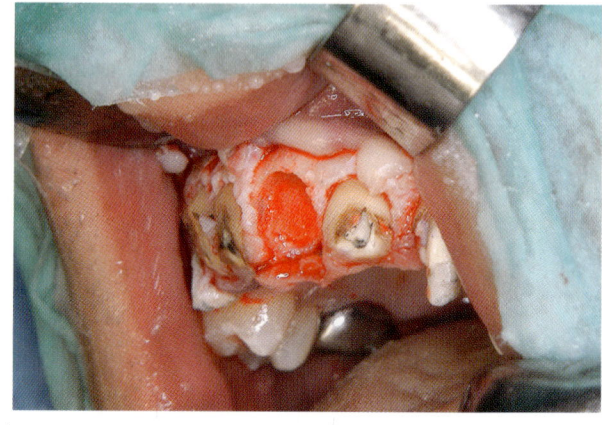

図2-2e　完全に脱臼した歯根と抜歯窩．唇側の歯槽骨は壊れていない．

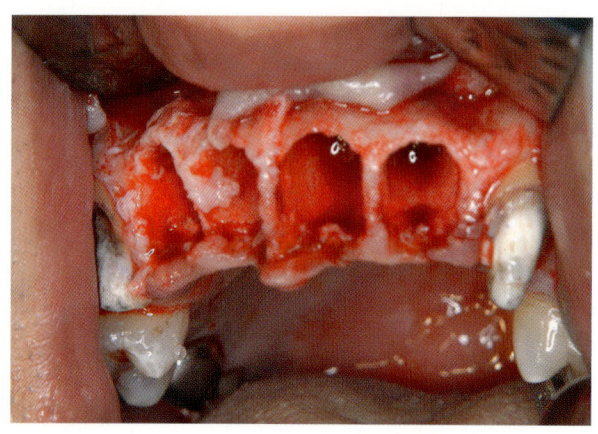

図2-2f　２１|１２の抜歯窩．

手術手技のポイント

インプラント埋入時，抜歯窩の口蓋側の斜面に対して正確に孔をあけるためには，SG15A チップを用いると容易にスターティングポイントを形成することができる．もし通常のドリルで抜歯窩の斜面に孔をあけようとすると，ドリルの先端が斜めの骨面を滑って，正しい位置に孔をあけることができない．

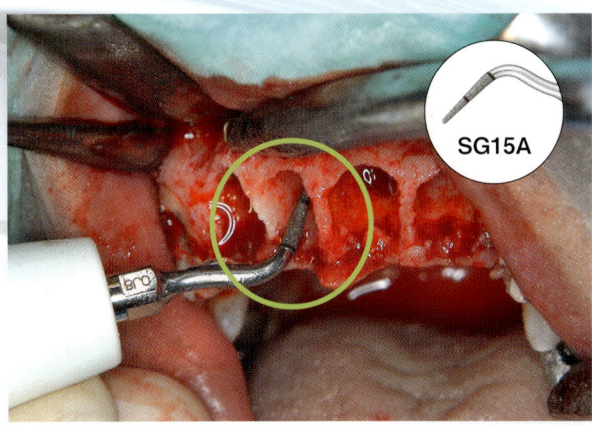

図2-2g ダイヤモンドチップのSG15Aで抜歯窩の口蓋側にスターティングポイントを形成する．超音波チップは回転するインスツルメントに比べて滑りにくいので，抜歯窩の口蓋側斜面にスターティングポイントを形成することができる．

① SG15A　スターティングポイント　根尖　根尖より口蓋側の斜面にスターティングポイントをつける．これは回転するバーでは滑ってできない

② SG15A　スターティングポイントから孔を深くする

③ SG15B　孔を深くすると同時に口蓋側に向かって拡大する

④ SG15B　順次大きなドリルで拡大

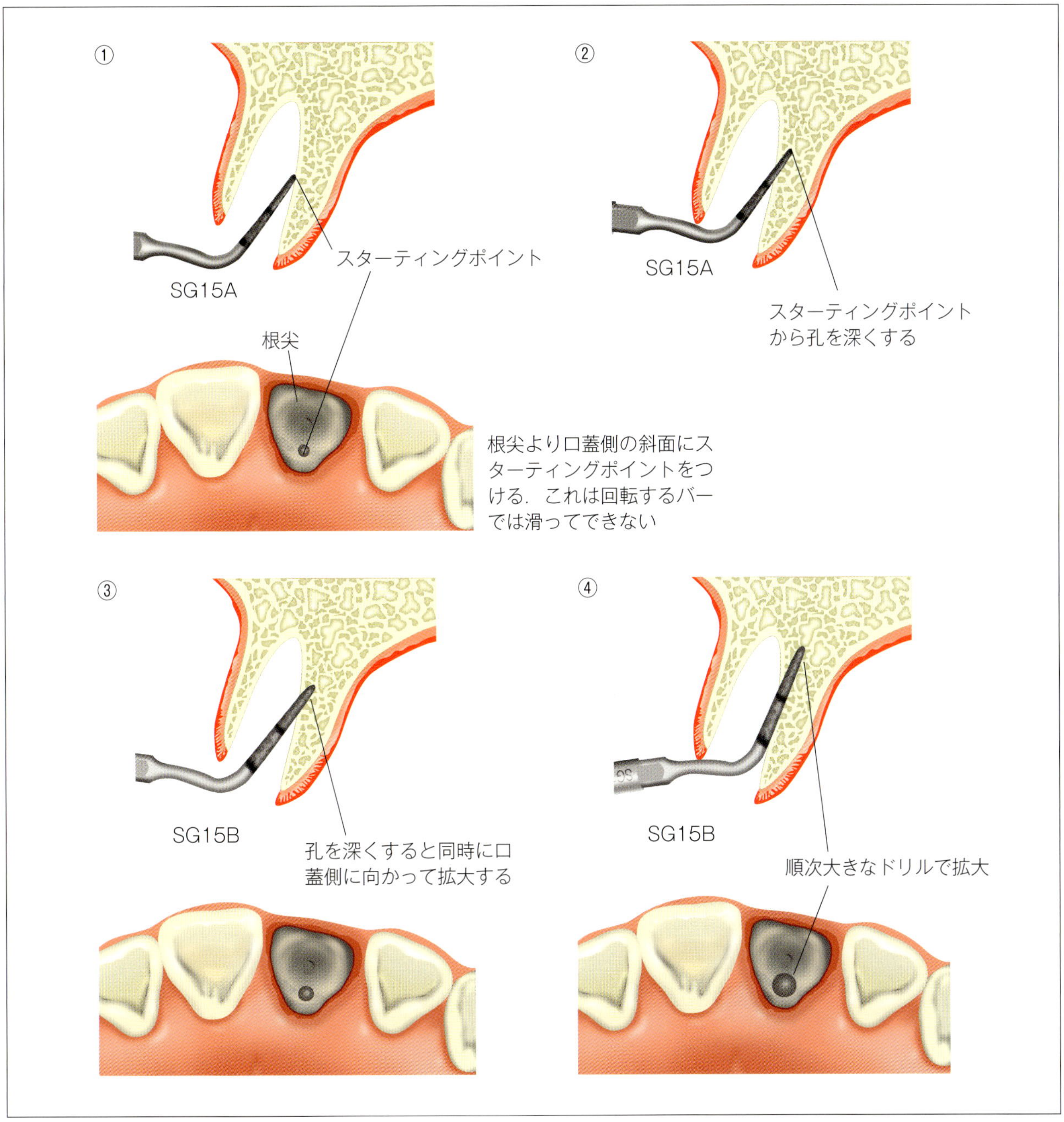

図2-2h スターティングポイントの形成方法．

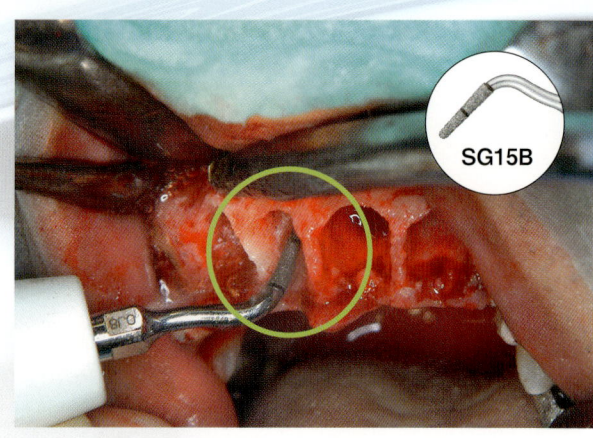

図2-2i　SG15Aであけた孔を，SG15Bで拡大してインプラント用のドリルでの穿孔の準備をする．

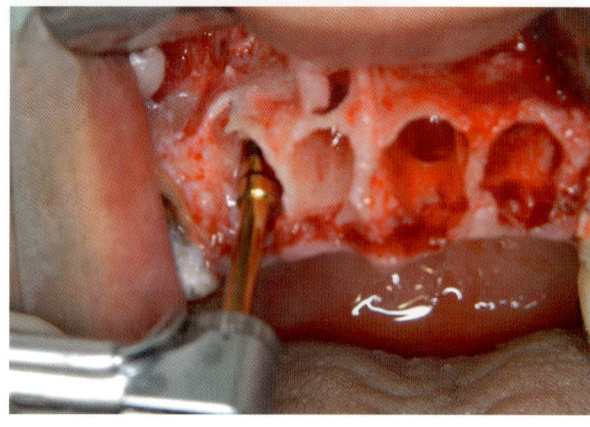
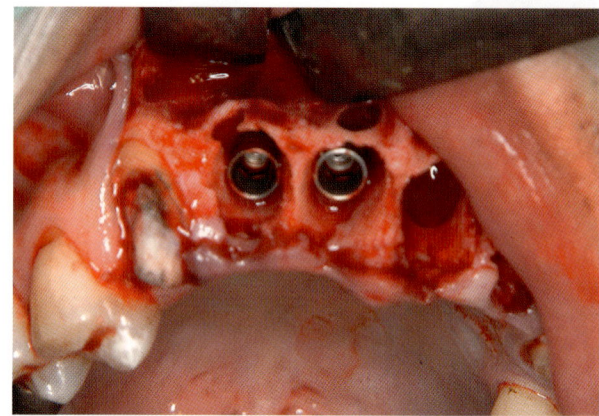

図2-2j　SG15Bであけた孔をたどってインプラント用ドリルでインプラント窩の形成する．形成したインプラント窩に抜歯後即時インプラントを行う．

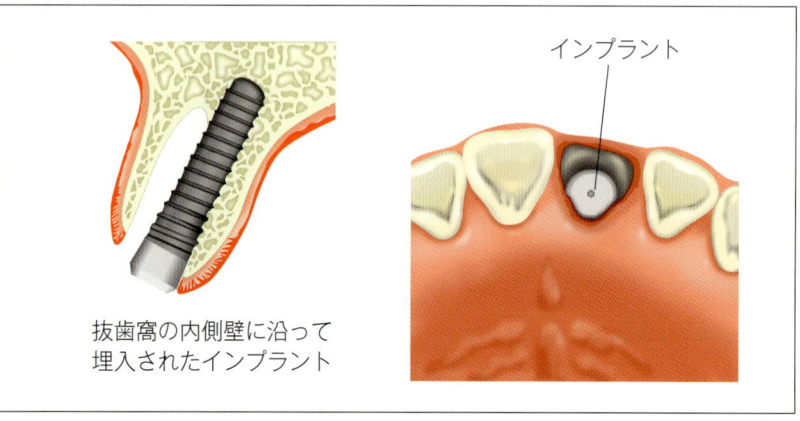

図2-2k　拡大したスターティングポイントにドリルでインプラント窩を形成し，インプラントを埋入する．

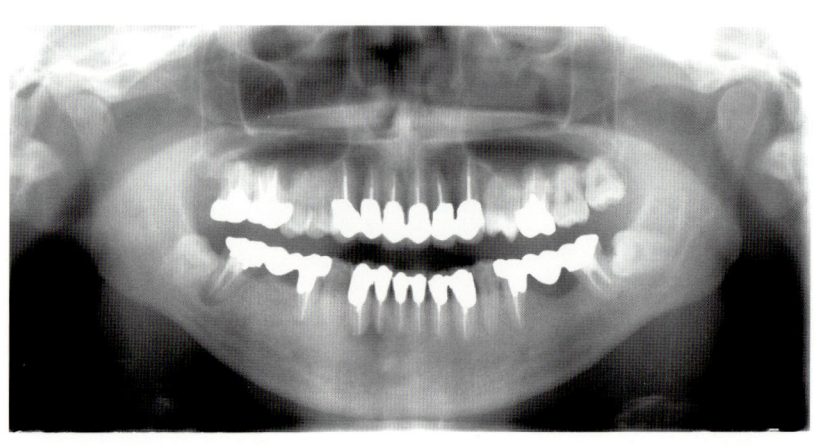

図2-2l　抜歯前のパノラマエックス線写真．

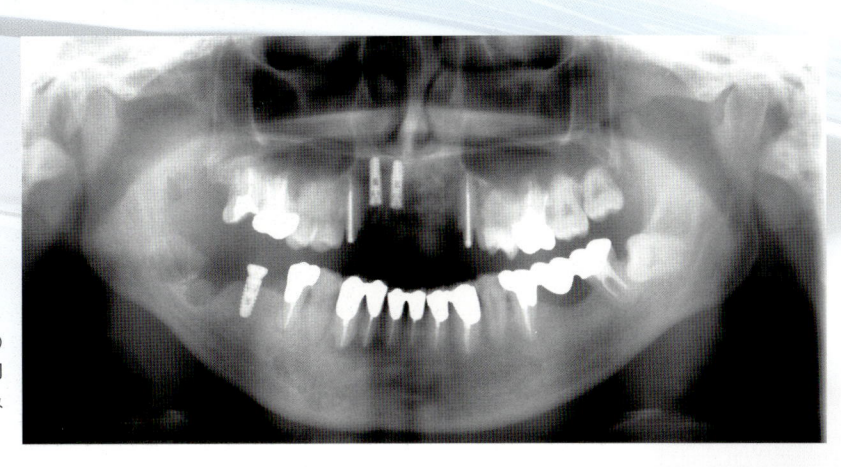

図2-2m 2̲1̲へインプラント埋入直後のパノラマエックス線写真. 2̲1̲は抜歯即時後インプラント埋入, 1̲2̲は骨移植のみ行った.

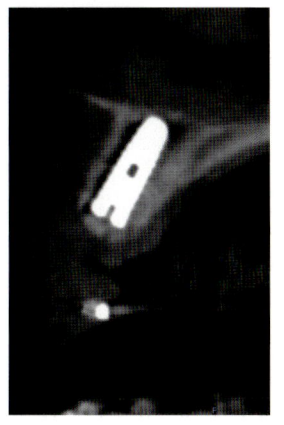

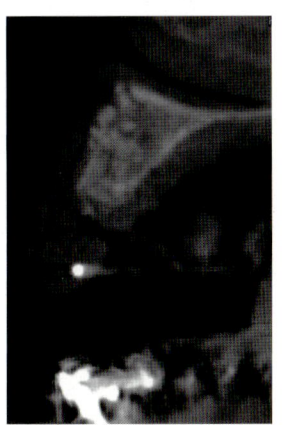

図2-2n 左が1̲部, 右が2̲部のCT画像.

図2-2o アバットメント装着時の口腔内写真.

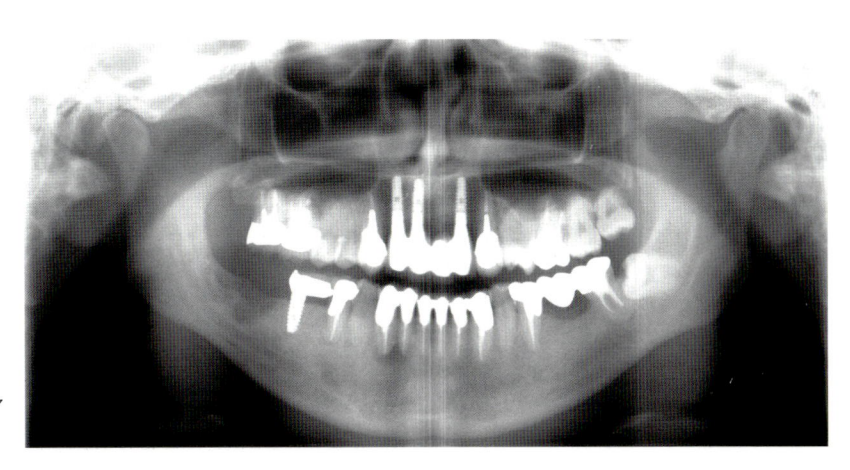

図2-2p 最終補綴物装着後のパノラマエックス線写真.

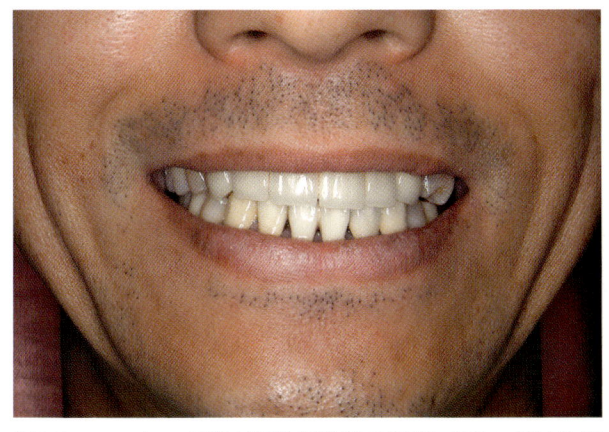

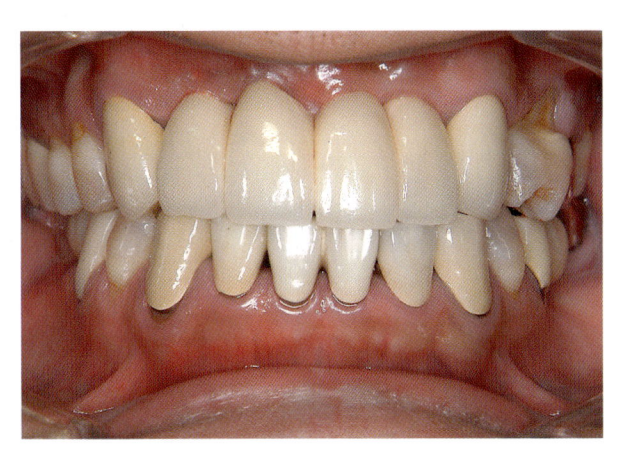

図2-2q 2̲1̲|1̲2̲最終補綴物装着後の顔貌下部と口腔内写真.

PART 2 ── 超音波装置バリオサージの臨床応用

35

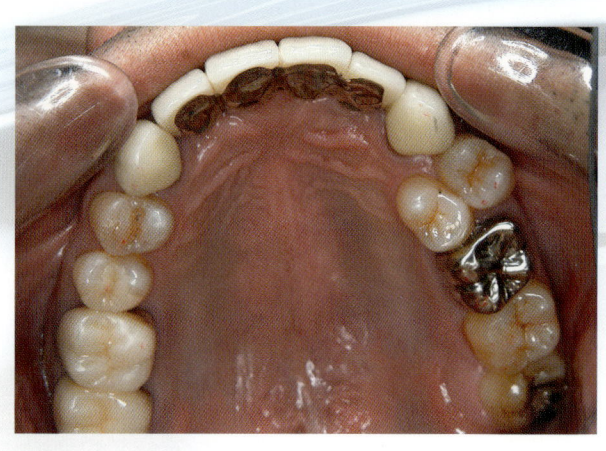

図2-2r　2 1|1 2最終補綴物装着後の咬合面.

肉芽掻爬

モード選択： サージモード
パワー設定： SG5：最大80％まで
　　　　　　　　 SG9：最大50％まで

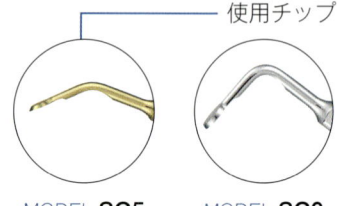

使用チップ

MODEL **SG5**　　MODEL **SG9**

　インプラントを埋入する前に歯槽部には肉芽が残らないように，完全に掻爬しなければならない．歯槽部には凹凸があるので，通常の鋭匙で引っかいてもなかなか肉芽がとれない．その場合にしゃもじ状のチップ（SG5・SG9）で骨面をこするように動かすと，肉芽が骨からきれいに剥ぎとれる．手術する部位により，曲がり方の適したチップを選ぶ．

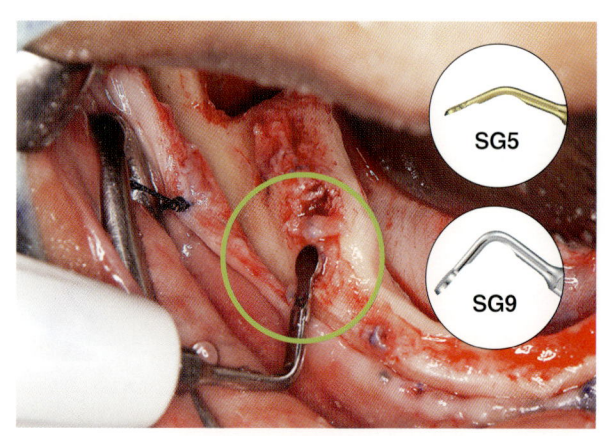

図2-3a　SG5チップで肉芽を掻爬する．ここでは肉芽の除去や骨面を平らにするのに筆者はチップの曲がり方が適したSG9を使用した．

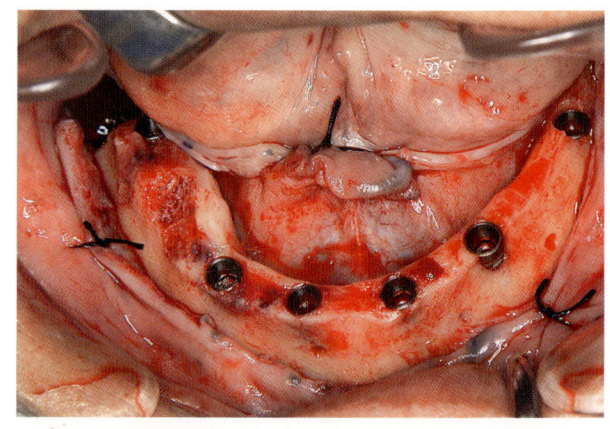

図2-3b　肉芽掻爬後にインプラントを埋入する．

破折したインプラントの除去

モード選択：サージモード
パワー設定：最大80％まで

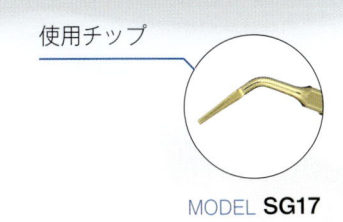

使用チップ

MODEL **SG17**

　インプラントが破折した場合，インプラント体は骨と強固に結合していることが多いので，その結合を取り除かないとインプラント体を取り外せない．通常はインプラント体よりひと回り大きな円筒形のバーで骨を削って，インプラント体を取りだすが，骨を削る量が多くなり，結果として骨に大きな穴ができてしまう．
　バリオサージを使えば，破折インプラントの除去に際しても骨欠損を少なくすることができる．除去法は，インプラント体の近心と遠心の骨をSG17チップで切削し，できたスペースに細い抜歯鉗子でインプラント体をつかみ，近遠心的にジグリングして除去する．舌側と頬側の骨はできるだけ保存する．

1）唇側からみた図

除去用チップ　　骨と歯の隙間

←近心　　　　　　　　　　　　　　　　　　　　　　　　　　　　　→遠心

2）破折したインプラントを上面からみた図

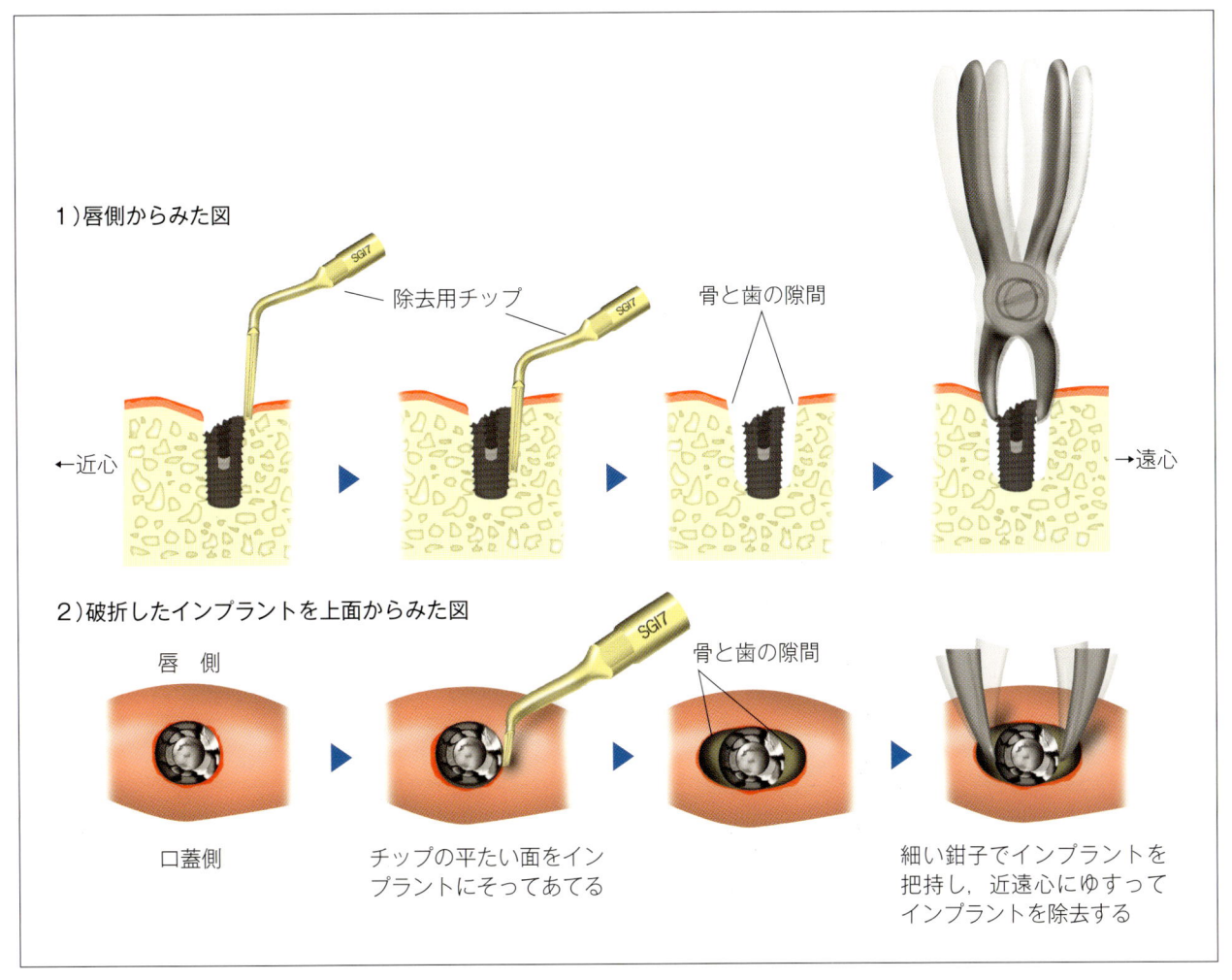

唇　側

口蓋側　　チップの平たい面をインプラントにそってあてる　　骨と歯の隙間　　細い鉗子でインプラントを把持し，近遠心にゆすってインプラントを除去する

図2-4　破折インプラントの除去法．

埋入方向が不適当なインプラントの除去

モード選択：サージモード
パワー設定：最大80%まで

使用チップ
MODEL **SG17**

　インプラントの破折や誤った位置への埋入などで，インプラント体を除去しなければならないことがある．通常はインプラント体より大きなトレフィンバーで周囲の骨を円形に削除して，インプラント体を除去する．しかし，この方法でインプラントを除去すれば骨を失う量が多くなるので，サイズの大きなインプラントを埋入するか，骨が再生した後でインプラントを埋入するしかない．
　バリオサージを用いれば，骨を失う量が少なく，インプラント体の除去と同時に同じサイズのインプラントの再埋入が可能となる．その方法を示してみよう．
　SG17チップを用いて，チップの平たい面をインプラントにあてながら，インプラントの近心と遠心の骨を削除する．頰側と舌側の骨は削らない．

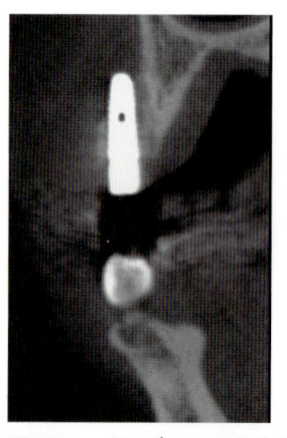

図2-5a インプラントの先端が頰側に露出したので，除去する．

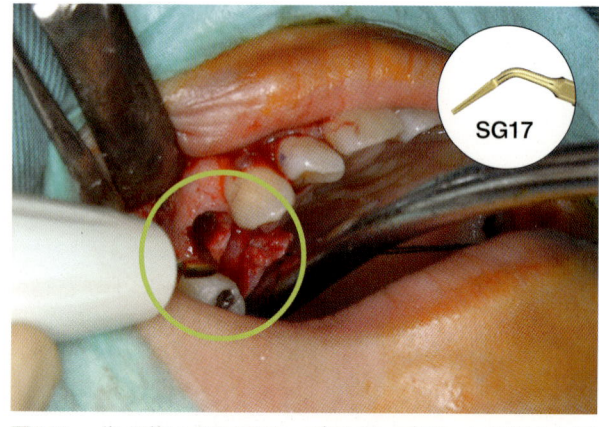

図2-5b 先の薄いSG17チップでインプラントの近心と遠心で骨の切削を行う（詳しくはP37の**図2-4**参照）．

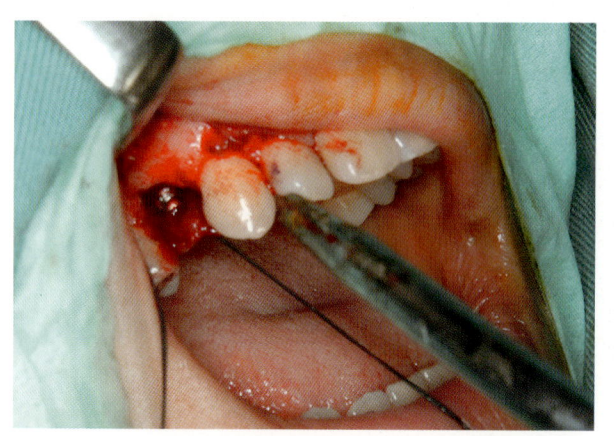

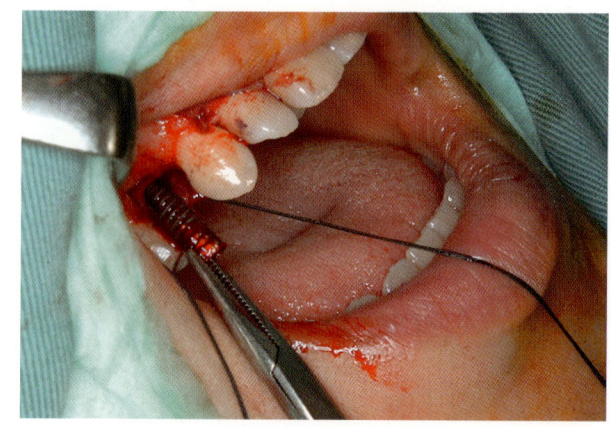

図2-5c インプラントと骨の間のスペースに先端の小さくて薄いエレベータを入れる．近心や遠心のスペースにインプラントを動かして，舌側と頰側の骨からインプラントをはがす．インプラントに可動性がでたら，細い抜歯鉗子でインプラントを骨から取りだす．

インプラント埋入床の形成／歯槽骨の平坦化

モード選択：サージモード
パワー設定：SG1：最大80％まで
　　　　　　　SG15A・15B：最大50％まで

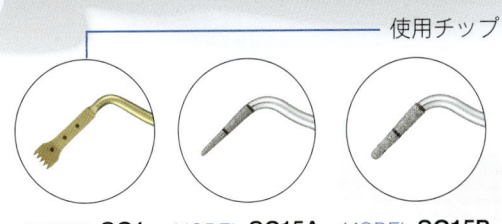

使用チップ

MODEL **SG1**　MODEL **SG15A**　MODEL **SG15B**

　抜歯してからあまり時間が経っていない場合には，抜歯窩歯槽部の骨に凹凸があって，インプラントを埋入する場合，インプラント頸部の骨の高さが不均一になってしまう．歯槽骨の高い部分ではカバースクリューの装着ができなかったり，低い部分ではインプラント体の露出をきたしたりする．そのため，インプラントの埋入前には，歯槽骨の平坦化が必要になってくる．

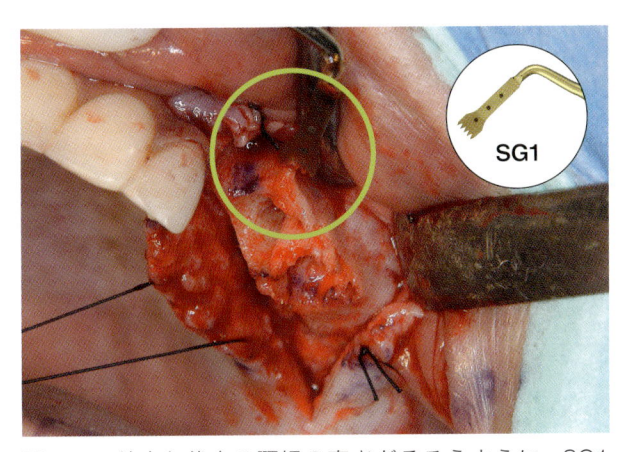

図2-6a　前方と後方の顎堤の高さがそろうように，SG1チップの先端の狙いを定める．

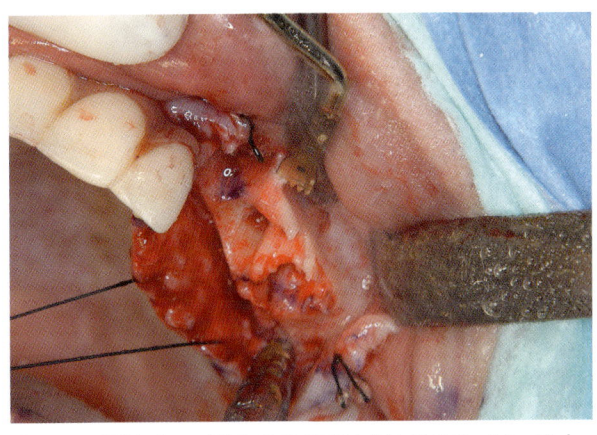

図2-6b　SG1チップをあてて骨切りをはじめる．ハンドピースのライトが点灯して術野がみやすい．

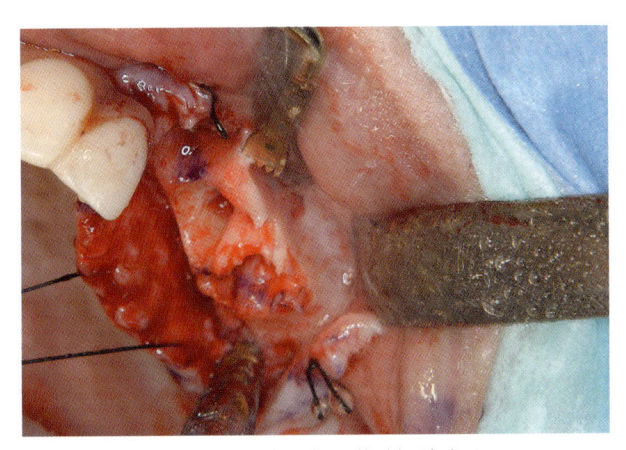

図2-6c　歯槽堤上面の骨をさらに薄く切除する．

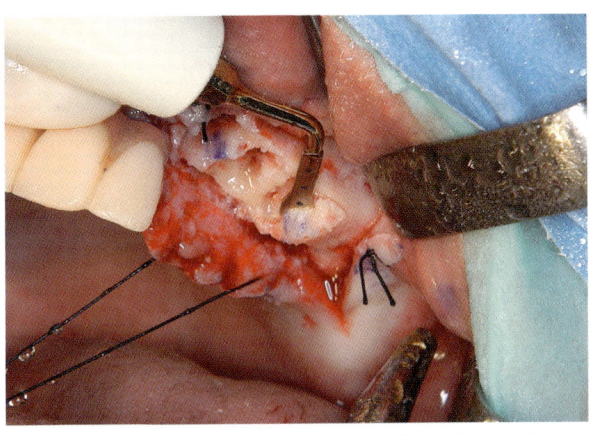

図2-6d　切除中，ハンドピースとチップの冷却用の生理食塩水はキャビテーション現象で多数の水泡が生じる．

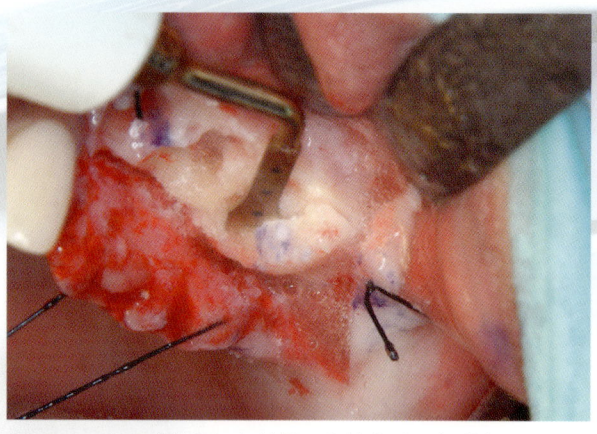

図2-6e　チップがぶれたり滑ったりすることがないので，骨を精密に削除していくことができる．

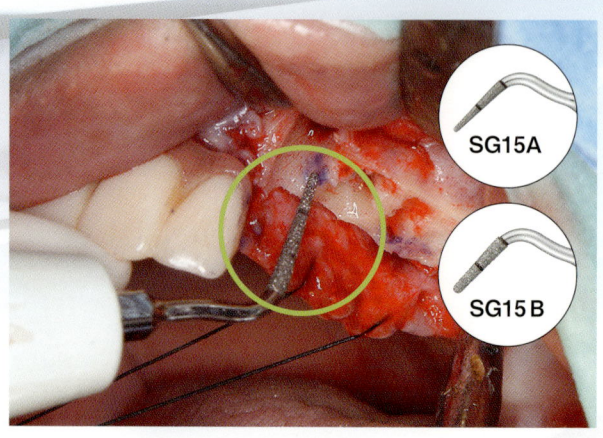

図2-6f　SG15A, Bチップを用いて，インプラント埋入位置のスターティングポイントを形成する（写真は長いチップのSG15C：国内未発売以下同）．

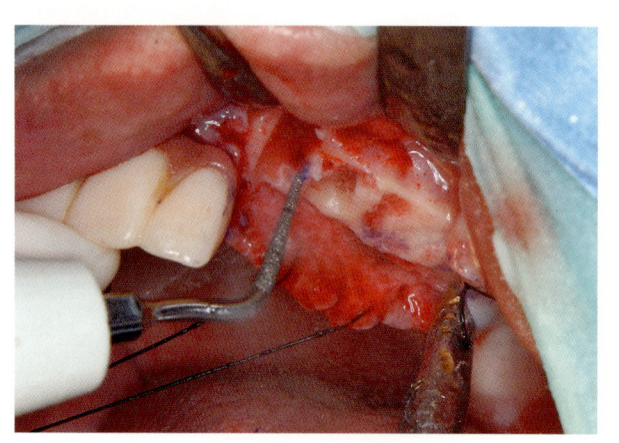

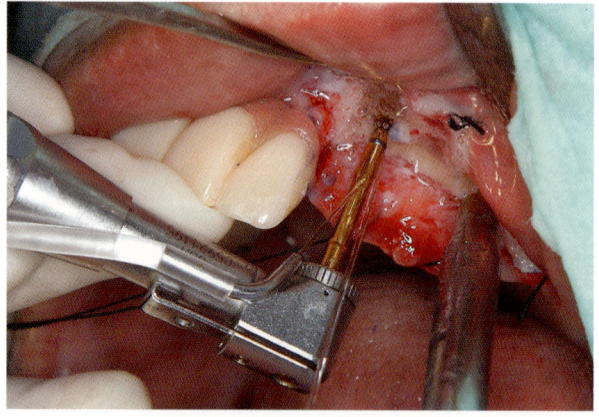

図2-6g　スターティングポイントを基準として，フィクスチャー埋入のためのドリリングを行う．あらかじめスターティングポイントを作っておくので，ドリルが滑ることはない．

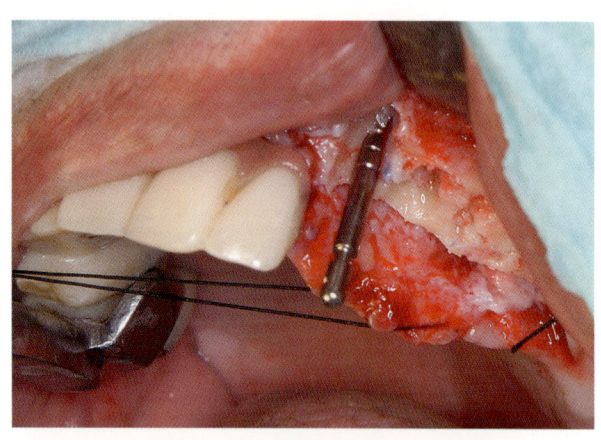

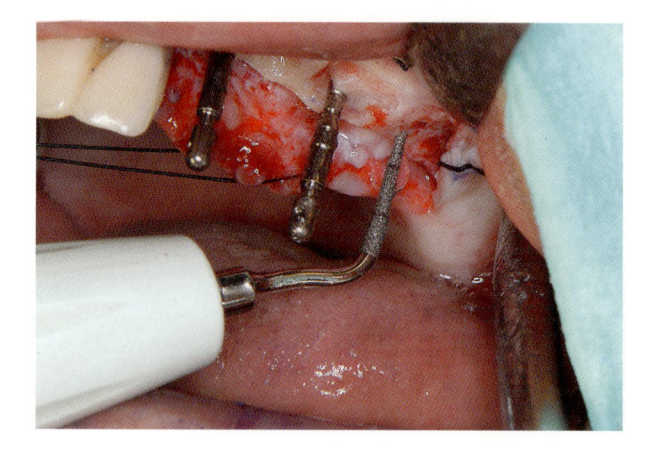

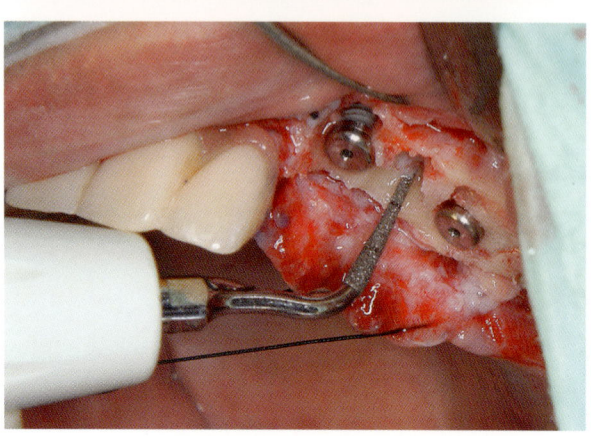

図2-6h　テンポラリーインプラント埋入のためのスターティングポイントを形成する．

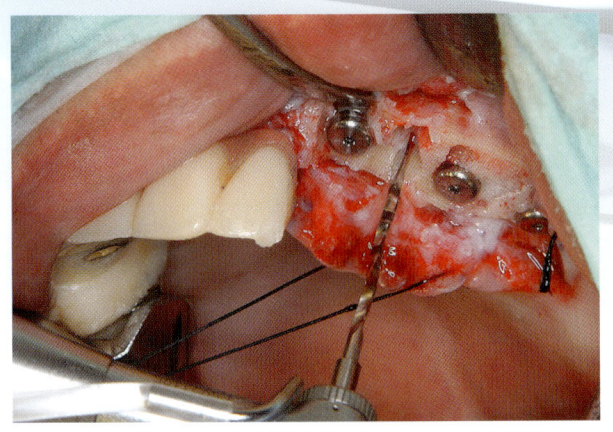

図2-6i　テンポラリーインプラントのためのドリリング．

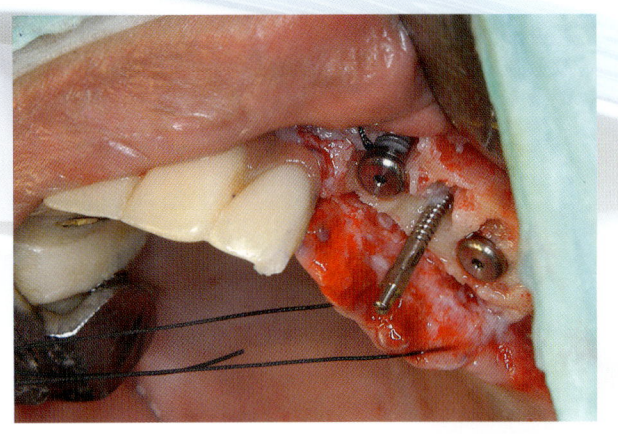

図2-6j　テンポラリーインプラントの方向指示棒を挿入する．

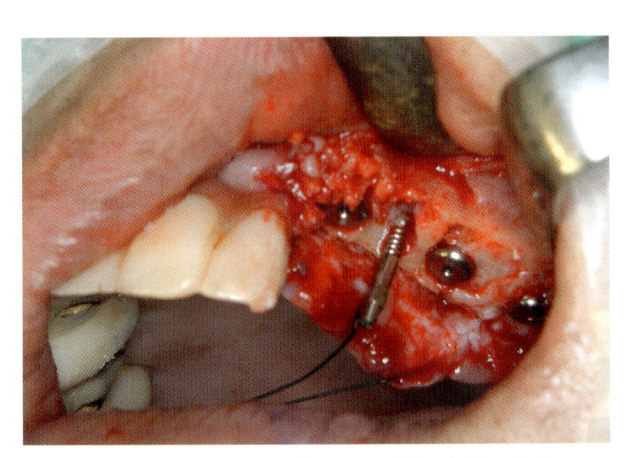

図2-6k　テンポラリーインプラントの埋入を終了する．

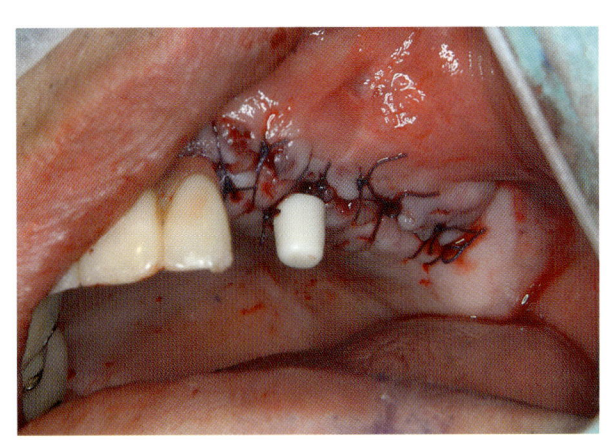

図2-6l　テンポラリーインプラントの頭にキャップを装着して創を閉じる．

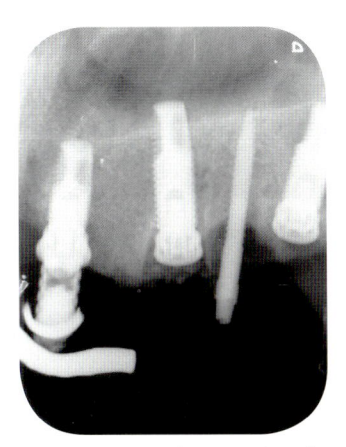

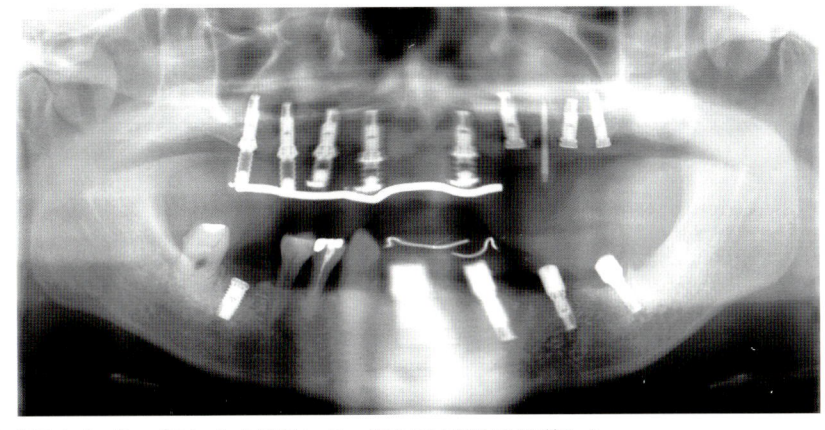

図2-6m　テンポラリーインプラントと先に埋入したインプラントを連結して，仮の固定義歯を装着した．

粘膜骨膜弁の剥離と排除・固定方法

口腔外科手術に共通する手技として，歯肉や粘膜骨膜弁の剥離がある．粘膜骨膜弁を剥離した後は，術野を邪魔しないように排除・固定しなければならない．切開，剥離，縫合固定の方法を図示する．図のように縫合糸で固定すると，手を1本余分に使える．

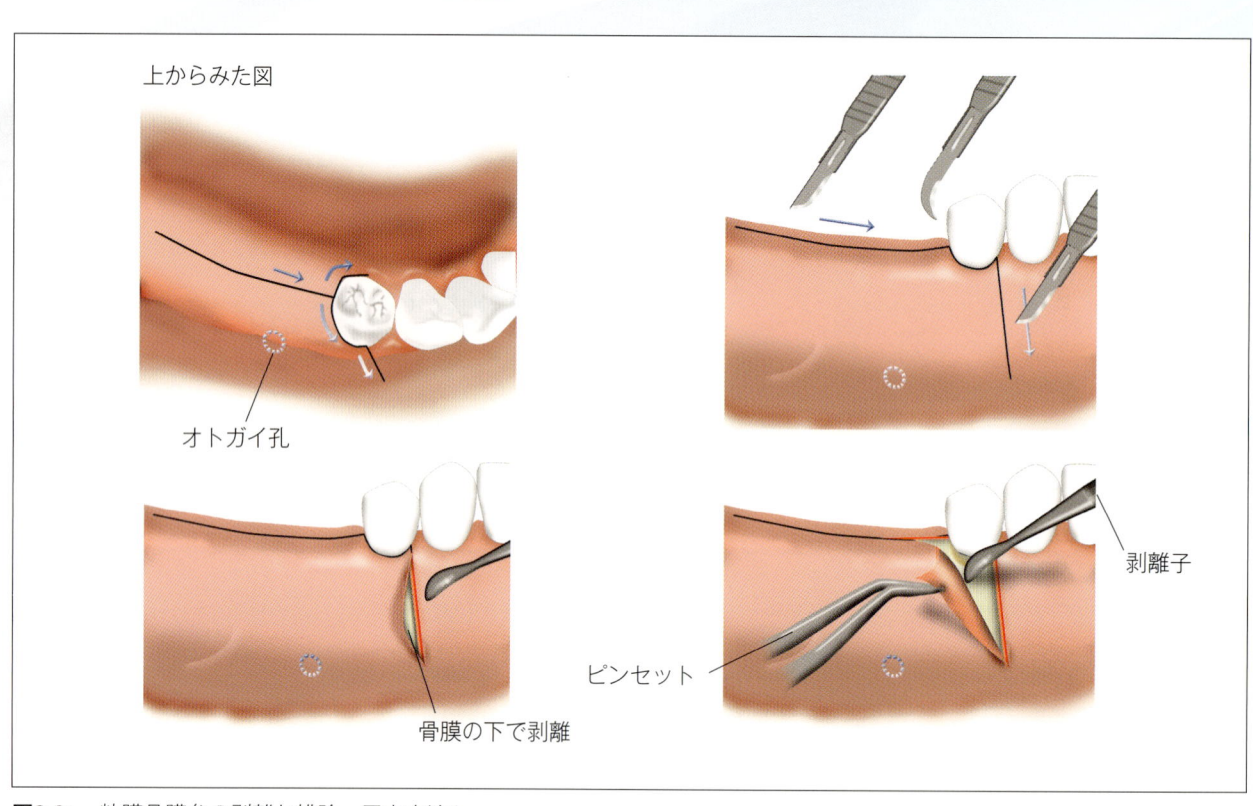

上からみた図

オトガイ孔

骨膜の下で剥離

剥離子

ピンセット

図2-6n 粘膜骨膜弁の剥離と排除・固定方法1．

縫合しやすいように，この切開線から骨膜を右に向かって3mm剥離する

粘膜骨膜を反転して頬粘膜に縫いつける

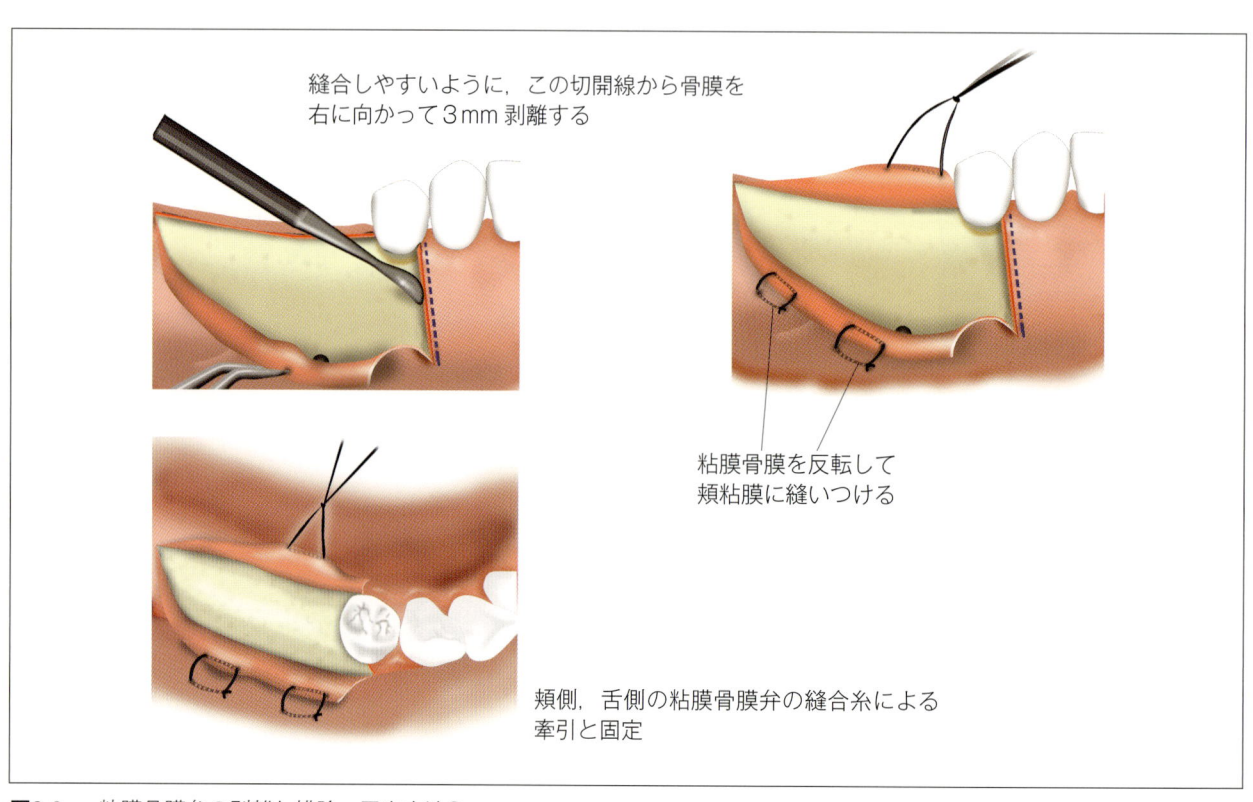

頬側，舌側の粘膜骨膜弁の縫合糸による牽引と固定

図2-6o 粘膜骨膜弁の剥離と排除・固定方法2．

口蓋隆起の除去と上顎洞底骨移植とインプラント

モード選択：サージモード
パワー設定：最大80％まで

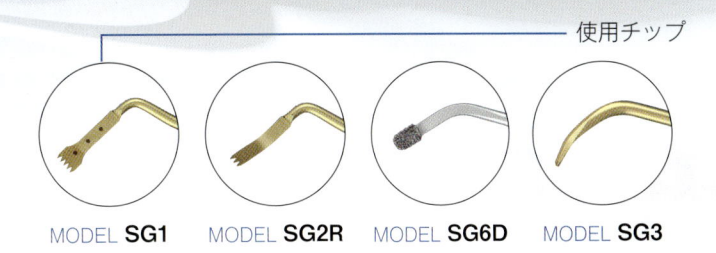

使用チップ

MODEL **SG1** 　 MODEL **SG2R** 　 MODEL **SG6D** 　 MODEL **SG3**

　上顎左側臼歯部にインプラントの埋入を予定しているが，上顎洞があるために骨高径が不足している．この患者は口蓋隆起（病理診断で悪性腫瘍ではなかった）があったため，この部位から自家骨を採取し，採取した骨を粉砕してサイナスリフトを行い，インプラントの埋入をすることとした．

①切開線

②骨隆起にSG1を用いて格子状に溝を作る

③SG2Rを用いて骨隆起を削除する

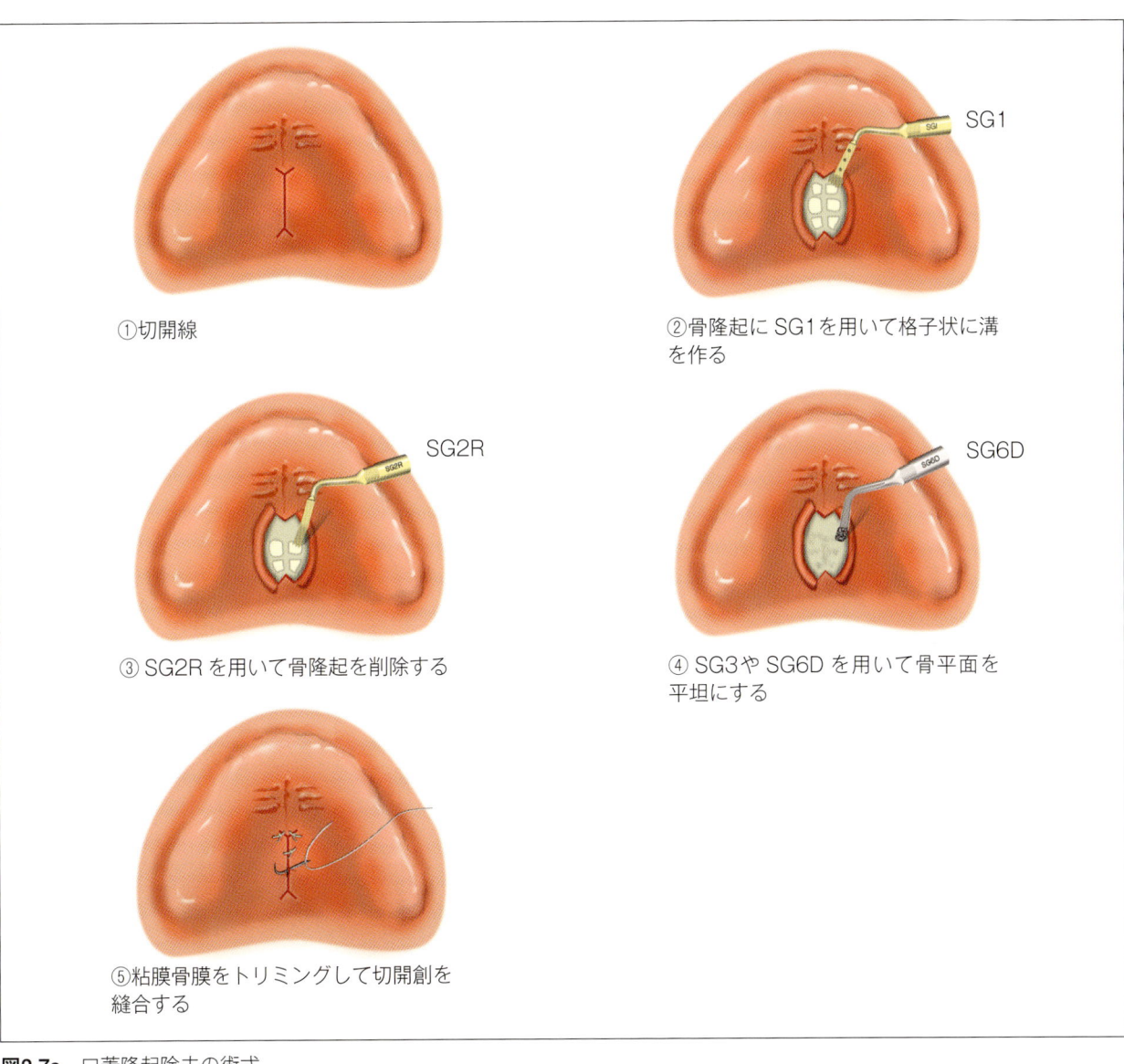

④SG3やSG6Dを用いて骨平面を平坦にする

⑤粘膜骨膜をトリミングして切開創を縫合する

図2-7a　口蓋隆起除去の術式．

PART 2　超音波装置バリオサージの臨床応用

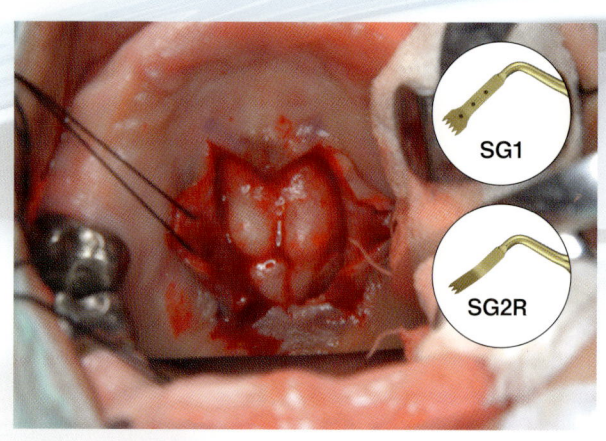

図2-7b 口蓋の粘膜骨膜弁を剥離した後，骨隆起をSG1，SG2Rチップを用いて分割除去する．

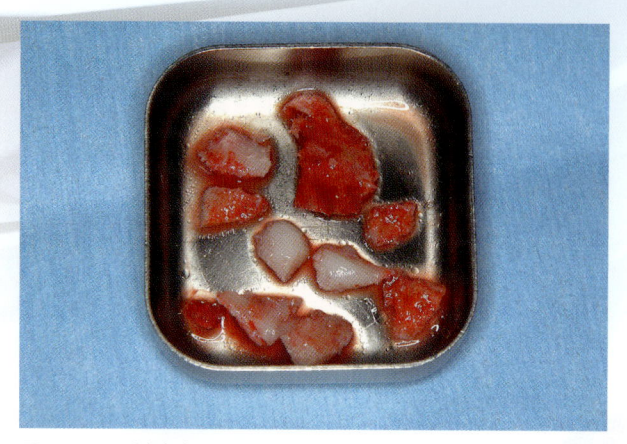

図2-7c 分割除去した骨隆起．

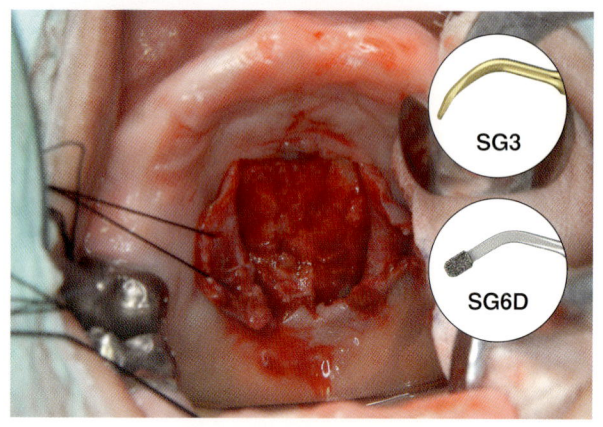

図2-7d SG3とSG6Dチップを用いて，削除後の口蓋骨面を平坦にする．

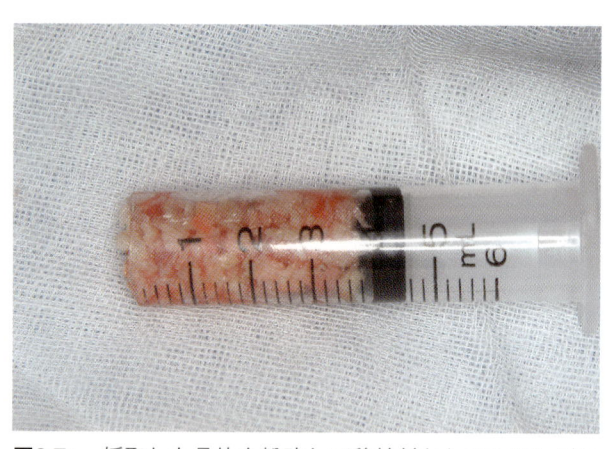

図2-7e 採取した骨片を粉砕して移植材としてシリンジに詰め込む．

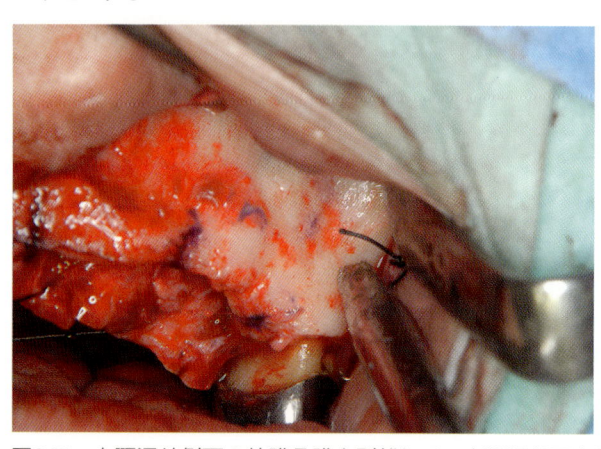

図2-7f 上顎洞外側面の粘膜骨膜を剥離して，上顎洞外面を露出する．

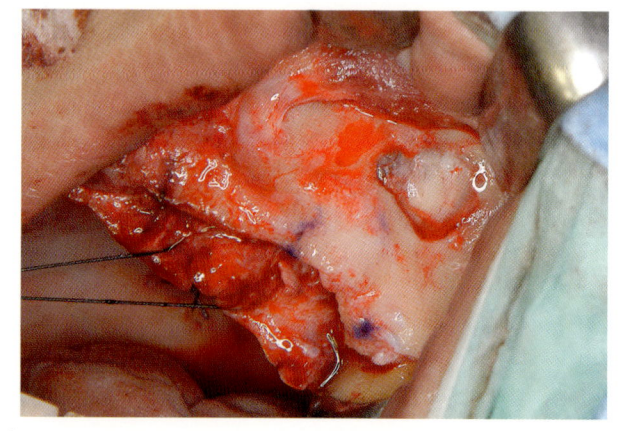

図2-7g 上顎洞側壁にあけた窓を通して洞粘膜を剥離したあと，シリンジで内部の空気を吸引すると，上顎洞粘膜が上に上がって，膜の下部がよくみえるようになる．

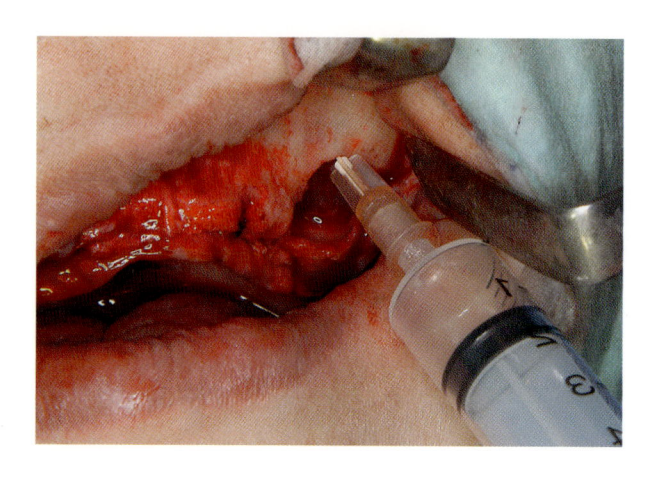

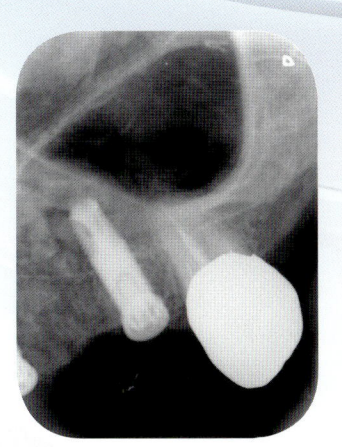

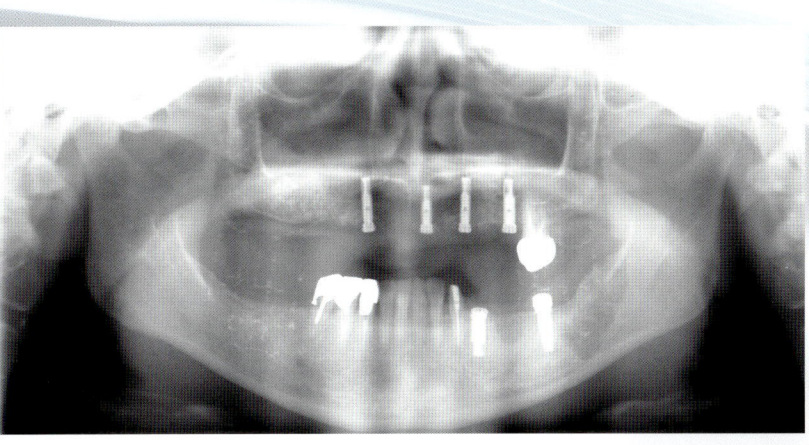

図2-7h インプラント埋入後のデンタルエックス線写真とパノラマエックス線写真.

上顎洞底骨移植術

モード選択：サージモード
パワー設定：最大80％まで

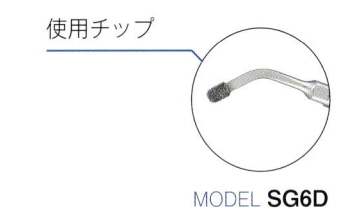

使用チップ
MODEL **SG6D**

上顎洞側壁の開窓

　　　　　上顎大臼歯部で歯槽部の骨の厚さがインプラントの長さに足りない場合には，何らかの方法で骨を作らねばならない．その一つの方法に上顎洞底骨移植法がある．この方法は，上顎洞の外側壁に窓をあけて，その窓を通して上顎洞粘膜を洞底の骨から剥離し，骨と粘膜の間に自家骨を移植して，上顎洞底の骨の厚みを増やす．

　　上顎洞の粘膜は，口腔粘膜や鼻腔粘膜に比べて薄く，脆弱であるので，粘膜を穿孔しないで骨から剥離するには，繊細な手術手技を要する．上顎洞側壁の骨壁の削除には，骨が厚い場合は最初にスチール製のラウンドバーを用いて骨が0.5mm程度になるまで削除する．そこまで削除したら，あるいははじめから骨壁が0.5mmと薄い場合は，ダイヤモンド製のラウンドバーを用いて，上顎洞粘膜が骨壁を通してみえる程度まで骨削除をする．その時点で，ダイヤモンド製のSG6Dチップを用いて，上顎洞粘膜に達するまで骨削除を進める．ダイヤモンド製チップをつけた超音波装置を使うと，骨は削れるが洞粘膜は傷つけないので，比較的安全に手術を進めることができる．

　　類円形の骨切りが終了したら，窓のなかの骨を軽く押すと周囲の骨切り部と洞粘膜の間にわずかな隙間がみえるので，その隙間に湾曲した剥離子を挿入して，剥離子の先端を骨面に触れながら側方に剥離を広げる．この操作を周囲に拡大して剥離範囲を広げながら，剥離子を少しずつ深く進める．洞粘膜の剥離はしゃもじ状のSG5チップでも可能であるが，筆者は剥離子による方法を好んでいる．超

音波装置では微妙な力の加減がしにくいからである．この手術をはじめて，初期には粘膜の穿孔を起こすことがあったが，最近では粘膜の穿孔は皆無である．

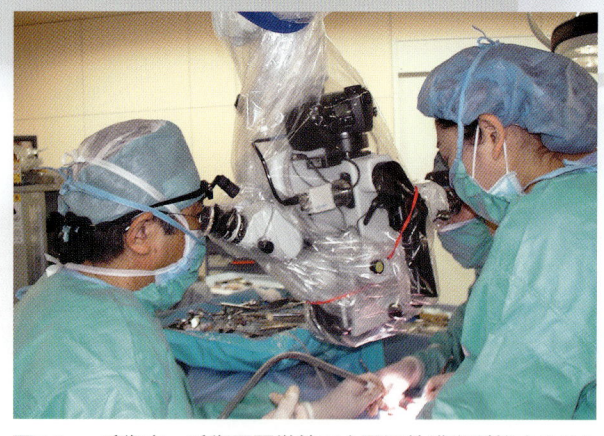

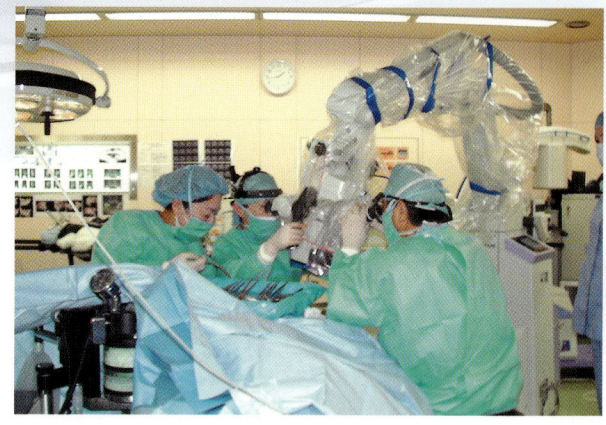

図2-8a 手術室．手術用顕微鏡で上顎洞粘膜を剥離することもある．

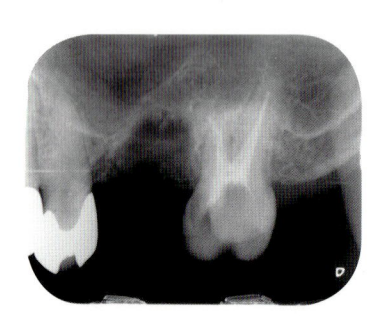

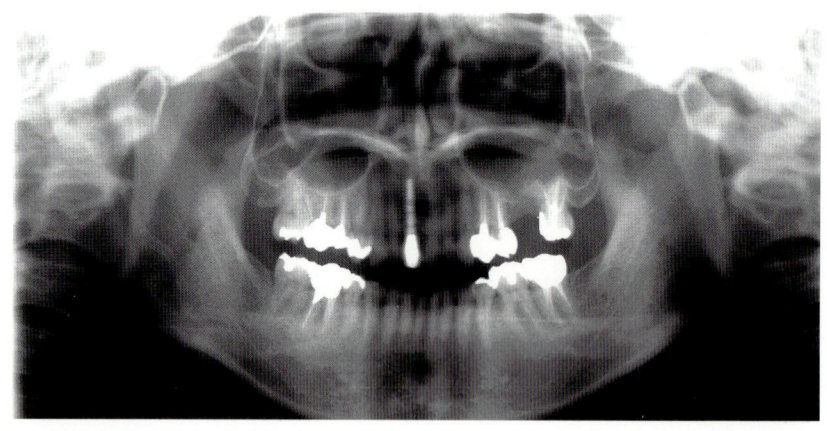

図2-8b |6欠損のレントゲン写真．同部の骨高径が不足しているのがわかる．

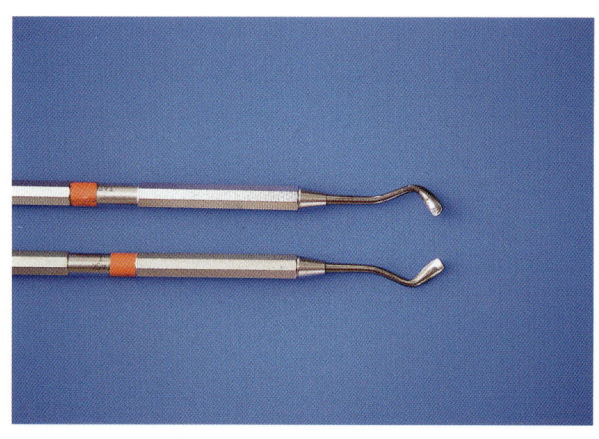

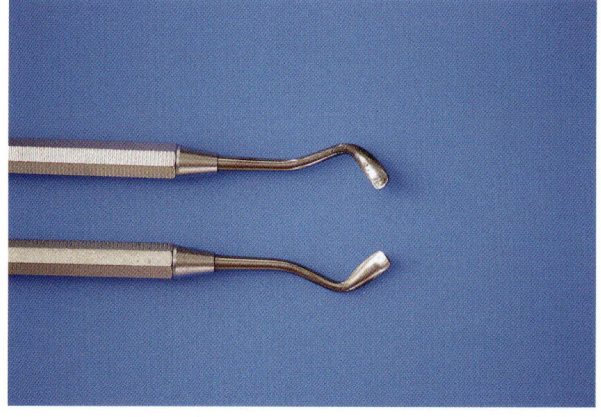

図2-8c 上顎洞粘膜の剥離に使う湾曲した剥離子．右は同じ剥離子の拡大．

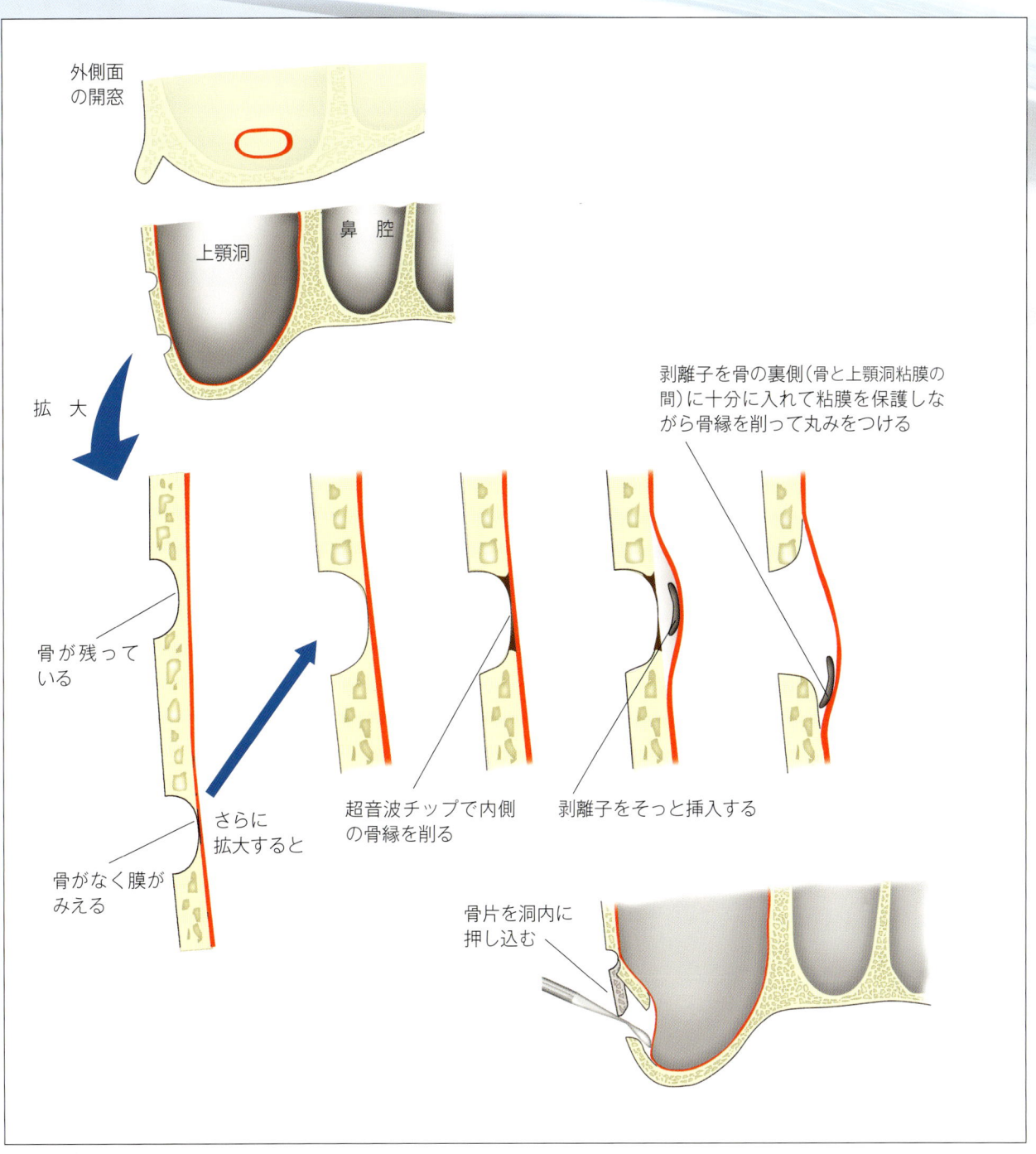

図2-8d 上顎洞側壁の開窓方法.

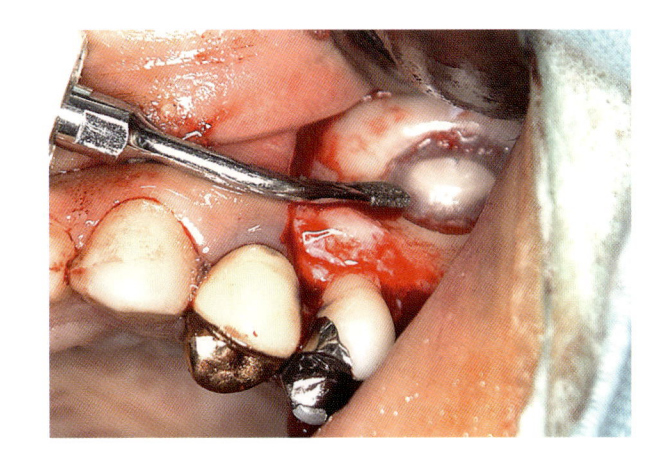

図2-8e スチール製のラウンドバーを用いて，上顎洞側壁の骨が0.5mm程度になるまで削除したら，SG6Dチップを使って**図2-8d**のように窓を作る.

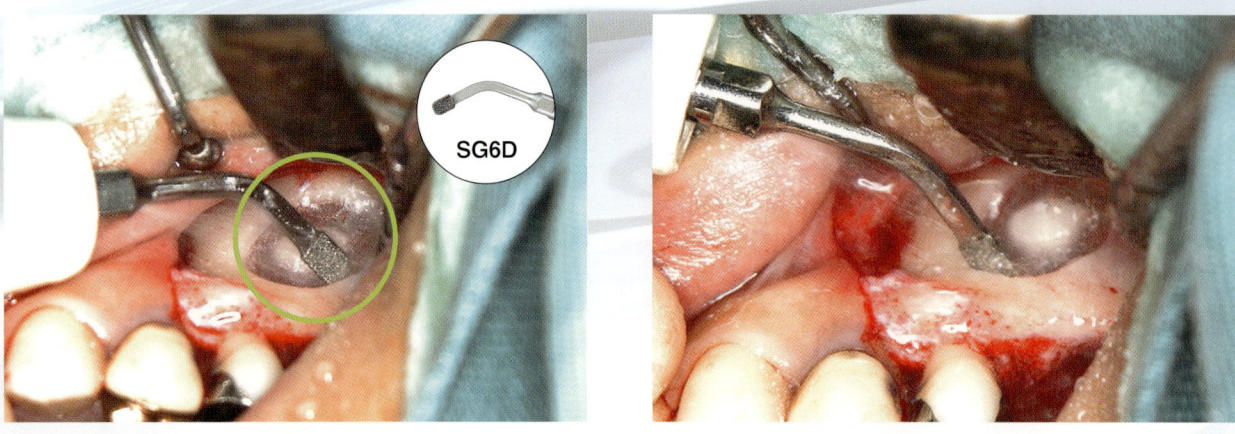

図2-8f　ダイヤモンド製のSG6Dチップをつけて，上顎洞粘膜に達するまで骨切りを進める．

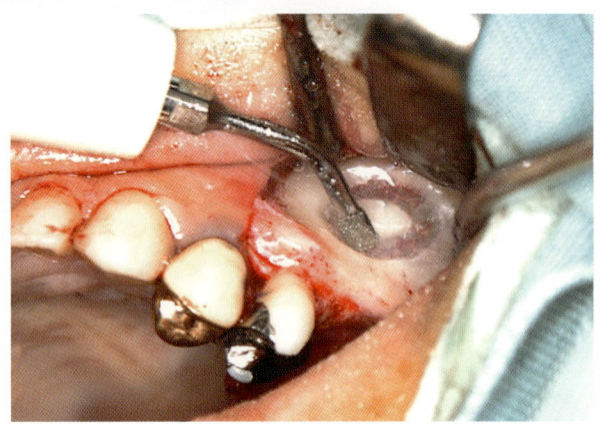

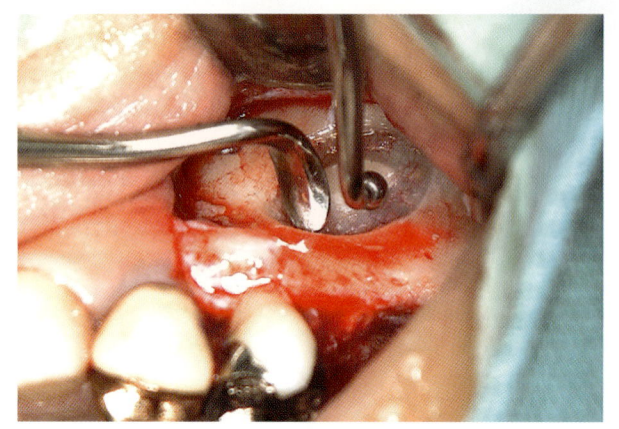

図2-8g　窓のなかの骨を軽く押し，周囲の骨切り部と洞粘膜の間にわずかな隙間がみえるので，その隙間に湾曲した剥離子を挿入する．

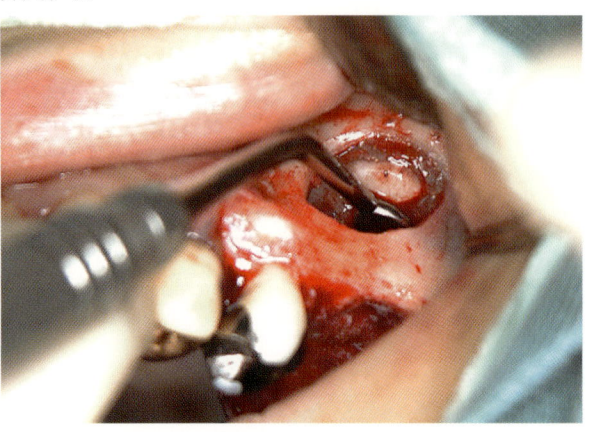

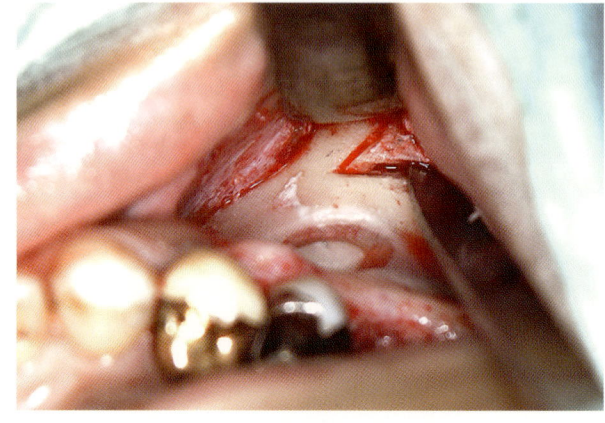

図2-8h　剥離子の先端を骨面に触れながら側方に剥離を広げる．この操作を周囲に拡大して剥離範囲を広げながら，剥離を深く進める．右図は，移植骨が足りない場合に，頰骨体下部より自家骨を採取しているところである．

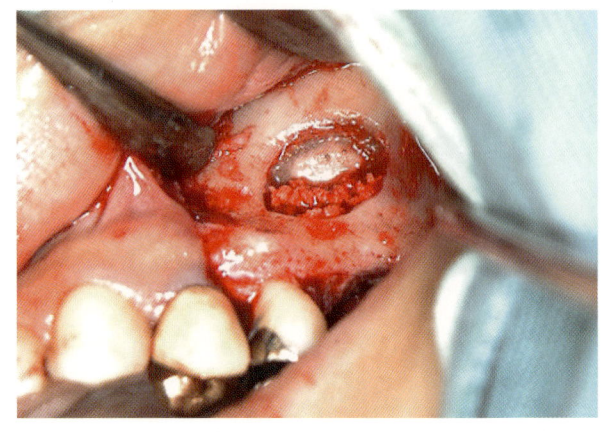

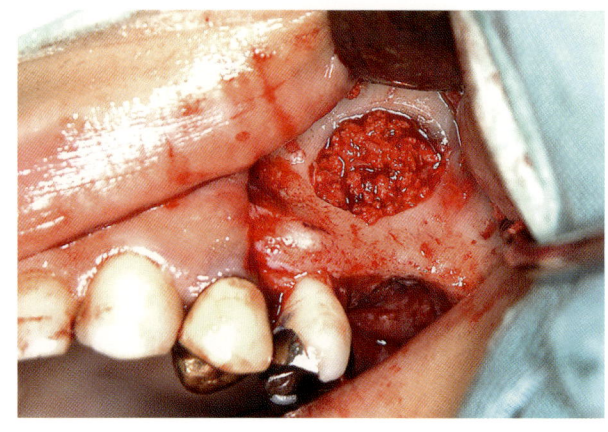

図2-8i　粉砕した自家骨をシリンジに入れ，挙上した粘膜と骨の間に填入する．

上顎洞底骨移植術のための骨の採取法

　　上顎洞底骨移植術には，挙上した粘膜と骨との空隙に骨または人工骨を挿入する必要がある．筆者はもっぱら自家骨を用いている．移植する骨は，通常は3mL程度であるから，移植骨は口腔内のオトガイ部か下顎枝から採取する．8mLを越える大量の骨は，腸骨から採取する．

　オトガイ部からの採取は，アプローチが容易であるが，下顎前歯とその周囲の歯肉の知覚障害や，稀に下唇の知覚障害を起こすことがある．後述の下顎枝からの採取に比べ，初心者でもさして困難ではない．

　骨切りをする面が視野に直角であり，インスツルメントを前方から操作することができるからである．

オトガイ部からの骨の採取方法

モード選択：サージモード
パワー設定：最大80％まで

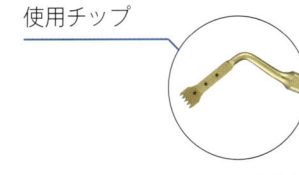

使用チップ

MODEL **SG1**

　オトガイ部からの骨採取は，歯根の位置と歯根長を診査し，骨を安全に採取できる部位を決定する．稀に前歯とその付近の歯肉に知覚鈍麻が起こることがあるが，日常生活に支障をきたすことはない．しかし，患者にはあらかじめ説明しておく必要がある．歯肉切開にあたっては，オトガイ神経を損傷しないように口腔前庭切開を行う．粘膜骨膜の剝離を行って，オトガイ部の骨を露出する．骨採取は，オトガイ孔から前方に5mm以上，歯根尖から下方に5mm以上の距離をとってSG1チップを用いてブロック状に骨切りし，骨ノミで採取する．

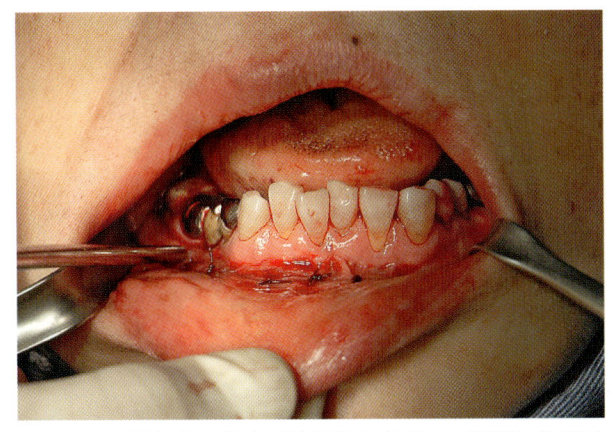

図2-9a　口腔前庭の歯肉唇移行部から5mm唇側に粘膜骨膜切開を行う．

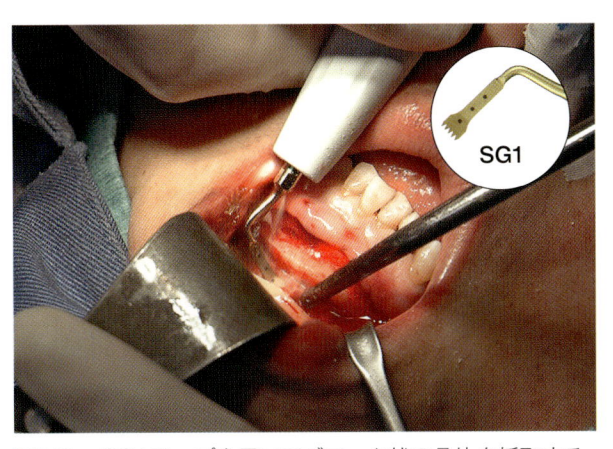

図2-9b　SG1チップを用いてブロック状の骨片を採取する．

手術手技のポイント
切りだす際，完全に分離させる前に予めマイクロスクリューピン用の孔をSG15Aであけておくと後の処理が楽になる．

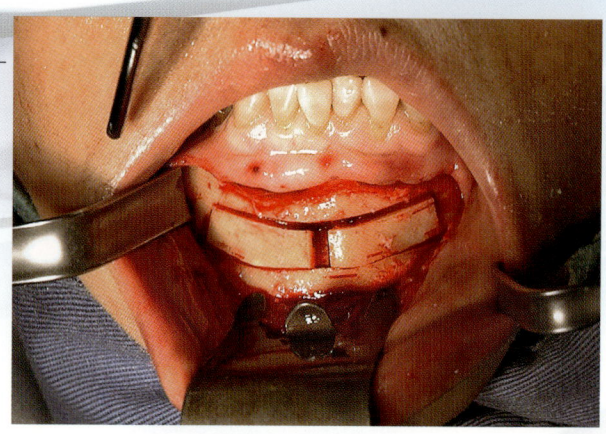

図2-9c ブロック片を採取する際，骨切り線は下顎前歯の歯根尖から下方へ5mm以上，オトガイ孔から前方へ5mm以上の距離をとる．

下顎枝からのブロック骨採取／智歯抜歯あり

モード選択：サージモード
パワー設定：最大80％まで

使用チップ

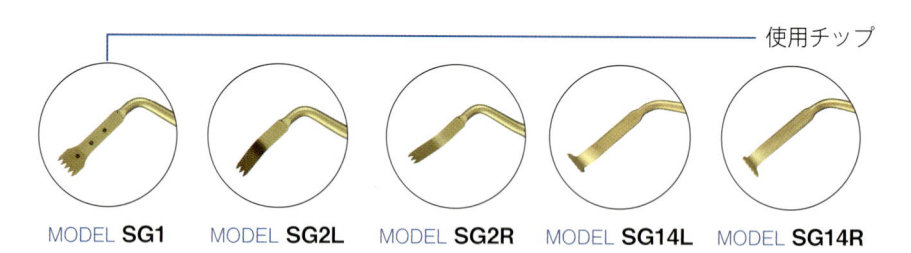

MODEL SG1　MODEL SG2L　MODEL SG2R　MODEL SG14L　MODEL SG14R

　下顎枝からの自家骨をブロック状で採取する場合の切開線は，完全埋伏智歯の抜歯時の切開線に類似する．その切開線を下顎枝の上方に向かって2cmほど延長する．下顎枝外側の骨膜下の剥離は，下顎底近くまで広く行うことが大切である．剥離の範囲が不十分であれば，軟組織の排除が不十分となり，骨切りのインスツルメントで外側の軟組織を巻き込んでしまうこともある．手術操作を骨と骨膜の間，すなわち骨膜下で行っている限り，大量の出血は起こらない．

　下顎枝から自家骨採取する場合，下顎枝の上面と外側面のタテ方向の骨切りは難しくないが，外側面の水平の骨切りは極めて難しい．その理由は，下顎枝外側面で，外斜線に平行な骨切りをする場合，骨切りのインスツルメントが視軸に対し直角となるので，骨を切っている部分がよくみえないことと，頰部の軟組織が内側に張りだしてきて，インスツルメントの操作を邪魔するからである．この部で回転するバーを使うと軟組織を巻き込みやすく，軟組織の損傷や思わぬ大量の出血を起こす危険がある．外側面の骨切りには，骨切りの速度は遅いが，ほぼ直角に屈曲した超音波チップ（SG14L/R）が，安全で有用である．

自家骨採取と同時に埋伏智歯抜歯を行う場合

　具体的には，下顎枝から長さ25mm，幅10mm，厚さ5mmの自家骨を採取し，その後，埋伏智歯の抜歯を行う．

SG2L/R チップ，SG14L/R チップの使い分けのポイント

骨切りを行う部位にチップの先が到達できるかどうか，また骨切りをしようとする線にチップの刃先の方向が一致するかどうかで，適宜チップを選ぶ．

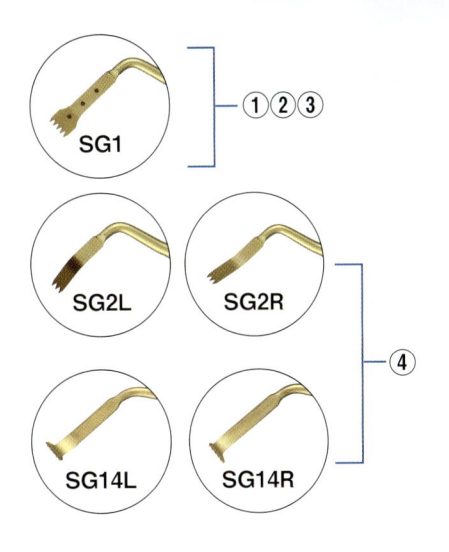

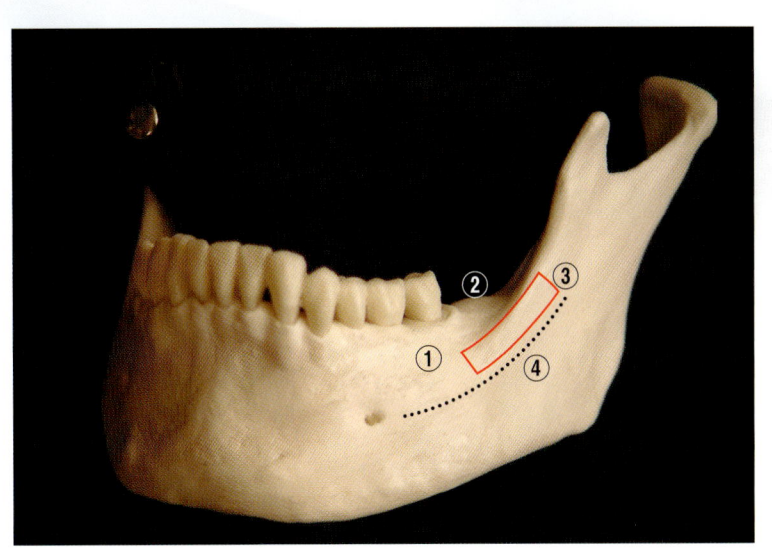

図2-10a 下顎枝外側からのブロック骨採取部位を示す．①②③の骨切りはSG1チップ，④はSG2L/RとSG14L/Rチップを用いる．

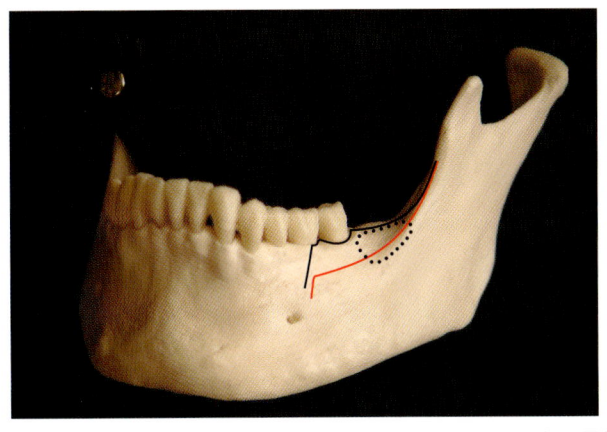

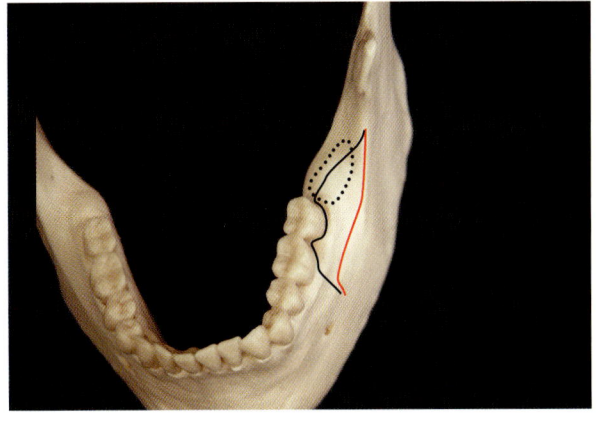

図2-10b,c 骨採取時の口腔内の切開線を骨の上に示す．黒線は水平埋伏智歯の抜歯と同時に行う場合，赤線はブロック状骨採取のみの場合の切開ラインである．

手術手技のポイント

切開を正しく行うため，口腔粘膜にメチレンブルーで切開線を描く．

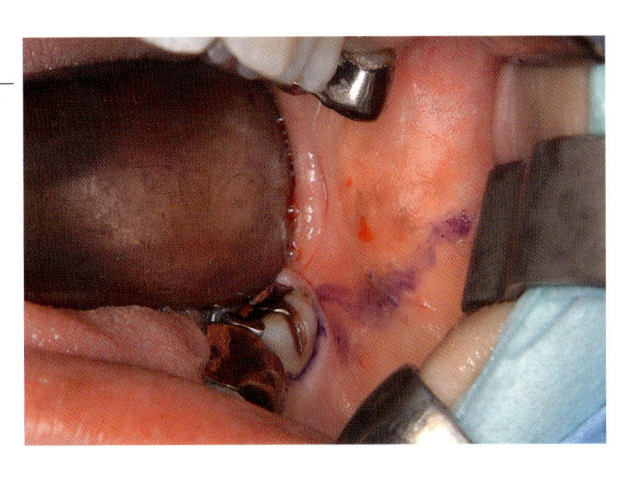

図2-10d 切開線は，第二大臼歯の頰側から第二大臼歯の後方に達し，それから下顎枝の前縁に沿って後方に2cm延長する．さらに，第二大臼歯頰側から前下方に補助切開を加える．

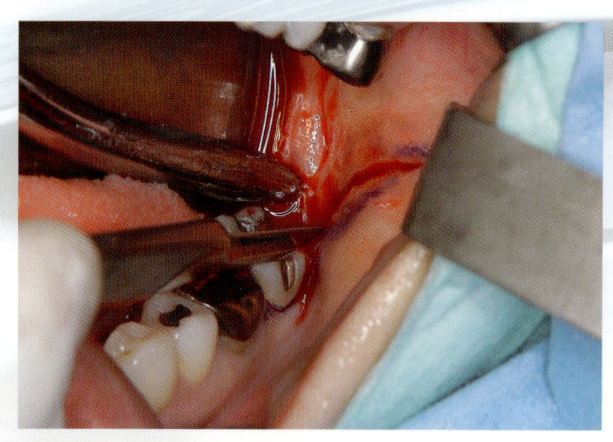

図2-10e 骨膜剝離子を使って，粘膜骨膜弁を剝離する．

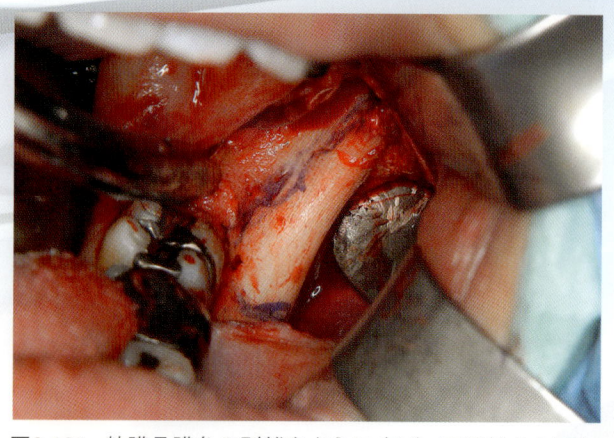

図2-10f 粘膜骨膜弁の剝離をさらに広げ，下顎枝の上面と外側面を露出する．深い鈎を骨膜と骨との間に挿入して，骨切りのためのスペースを作る．

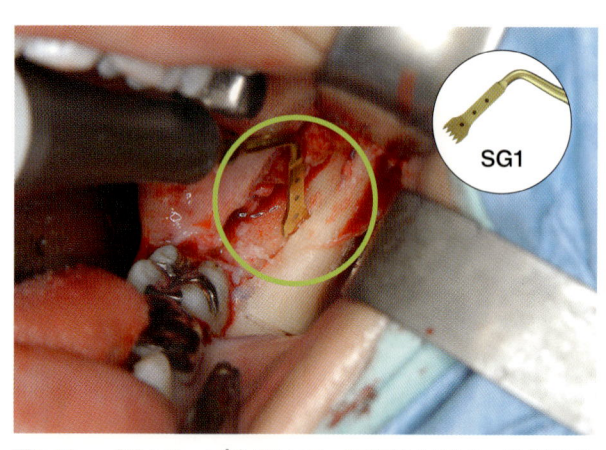

図2-10g SG1チップを用いて，下顎枝上面で，外側面から5mmのタテ方向の骨切りからはじめ，この骨切り線の前端と後端にタテの骨切りを行う．骨切りの深さは，皮質骨が切れて，骨髄から出血が起こるまでとする．

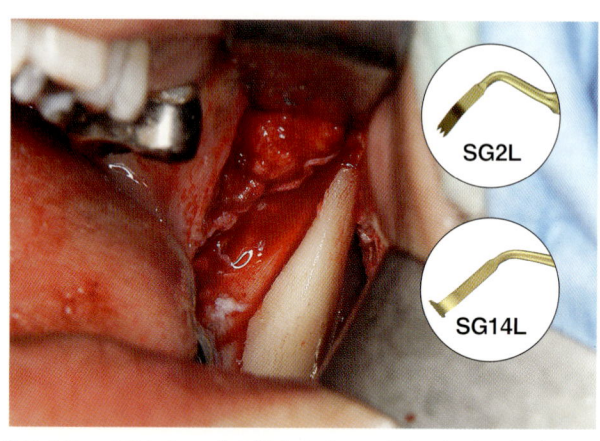

図2-10h SG1チップで側方からみて⊓の字型の皮質骨の骨切りの後，⊓の字の底辺の骨切りをSG2L，SG14Lで行う．この場所の骨切りが最も難しい．

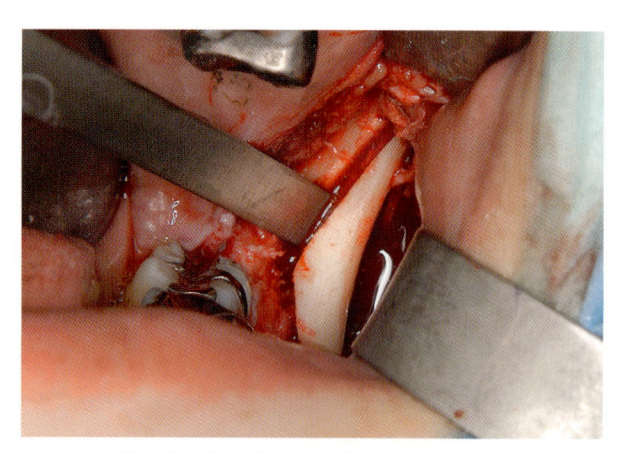

図2-10i 薄い骨ノミで骨切りの終了した皮質骨のブロックを下顎骨から外す．

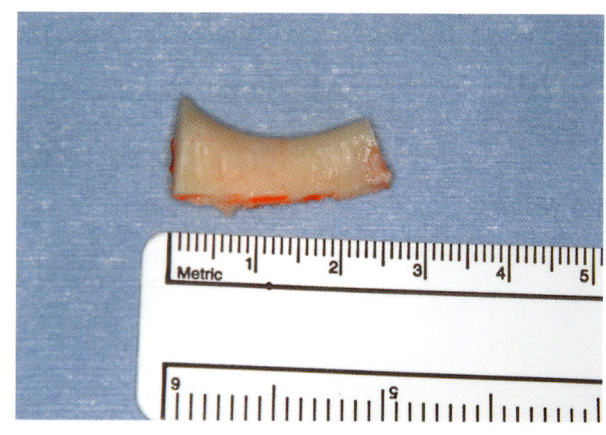

図2-10j 取り出した下顎枝からのブロック骨．

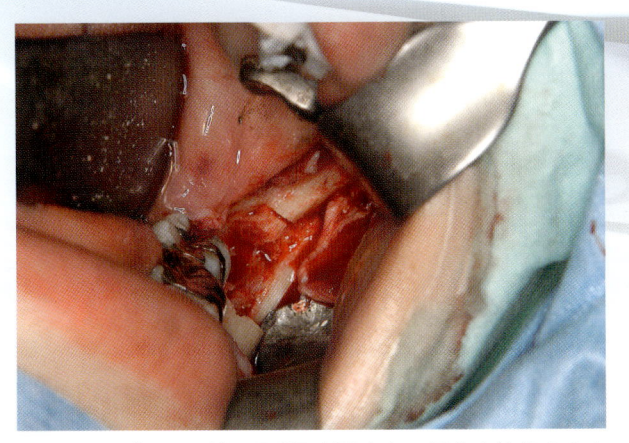

図2-10k ブロック状に骨が取り除かれ，智歯を抜歯する空隙が生じた．

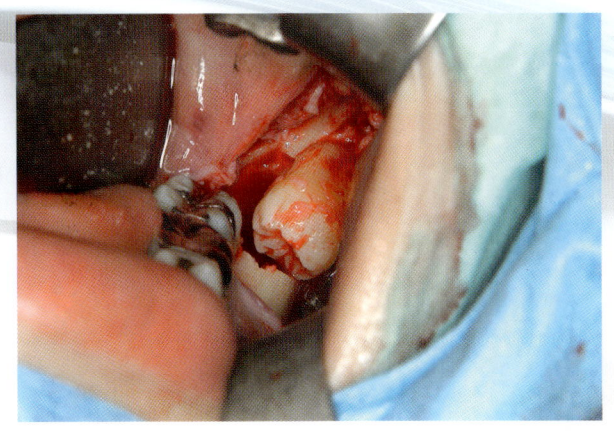

図2-10l 骨の空隙から智歯を取り出した．

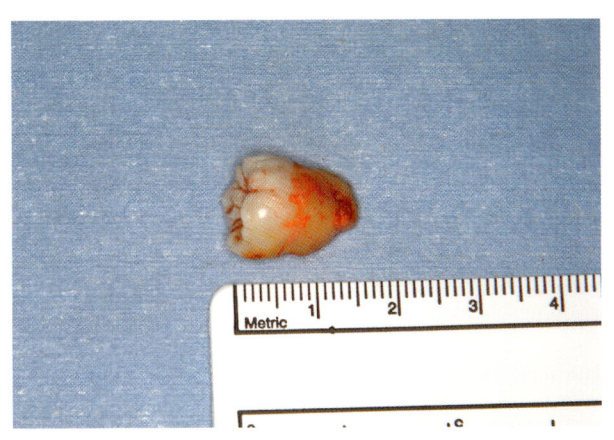

図2-10m 抜歯した水平埋伏智歯．

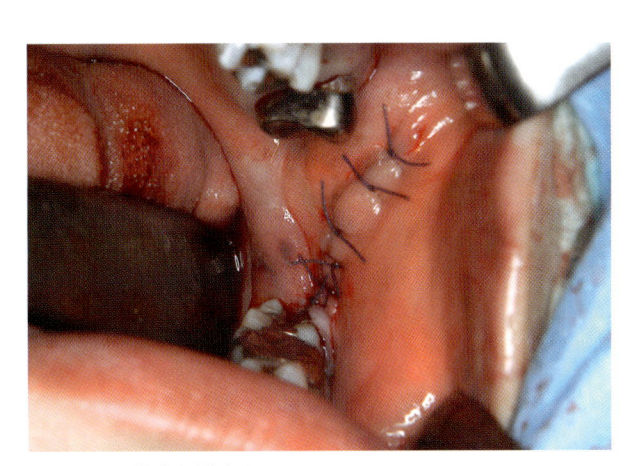

図2-10n 粘膜を縫合する．

下顎枝からブロック骨を採取し上顎前歯部にベニアグラフト

モード選択：サージモード
パワー設定：最大80％まで

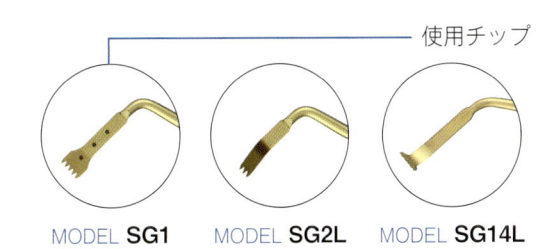

使用チップ

MODEL **SG1**　　MODEL **SG2L**　　MODEL **SG14L**

　　上顎前歯部は，歯がある時でも唇側の骨は薄く，骨も粗である．したがって，前歯が抜歯されると唇側の骨が早く消失するので，インプラント時に骨の厚みが足りなくなる．この場合に，ベニアグラフトを併用したインプラントの埋入が必要となる．

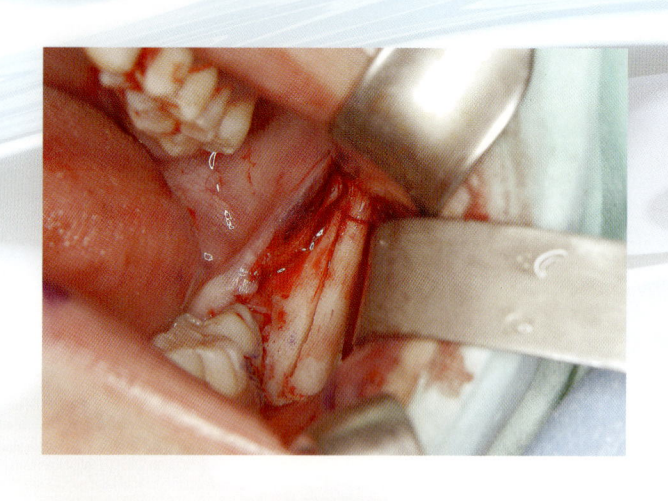

図2-11a　下顎枝前縁の超音波チップによる骨切り切開線は,大臼歯部で歯肉縁から外側に5mm離すが,後方部は外斜線から下顎枝上縁の上に置く.

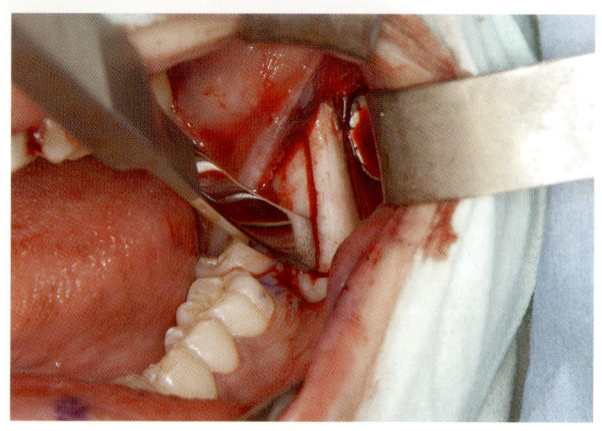

図2-11b　骨ノミによるブロック骨の分離.

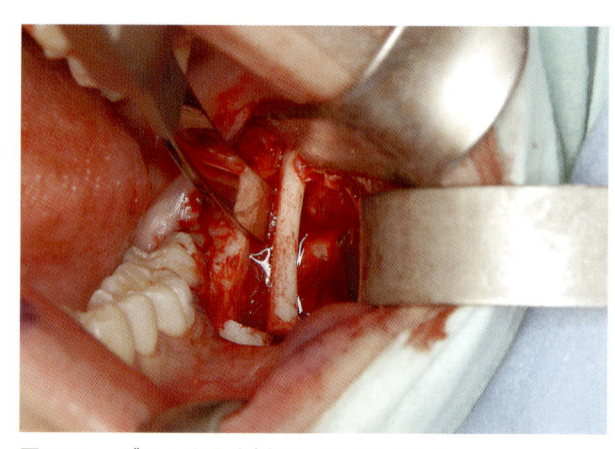

図2-11c　ブロック骨を採取しているところ.

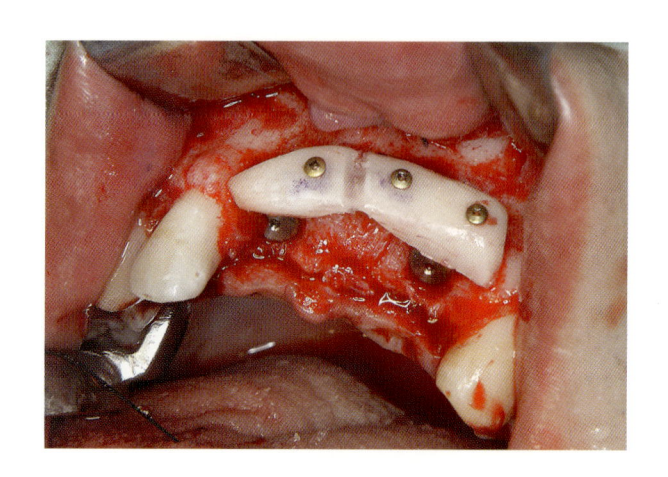

図2-11d　上顎前歯部のインプラントの前方に移植された骨(ベニアグラフト).

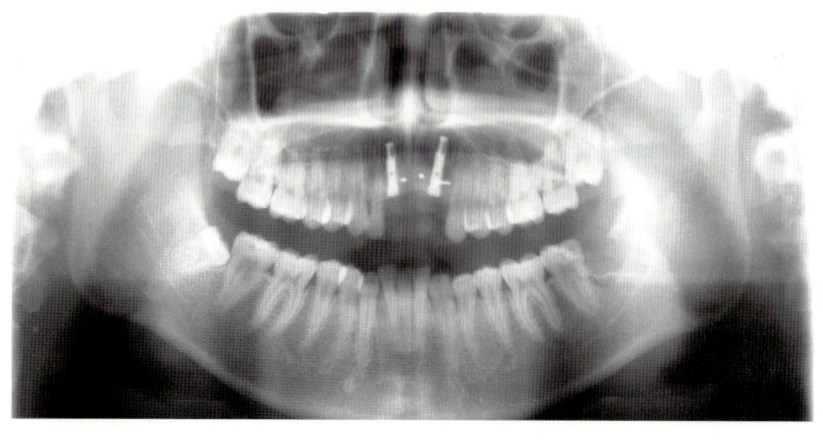

図2-11e　インプラントとベニアグラフトした上顎前歯部および骨を採取した左下顎枝.

<比較参考症例>（回転切削器を用いた症例）
上顎左側犬歯部ベニアグラフトとインプラント

> 骨採取部と移植骨の骨切りした辺縁が粗であることを知るために，ここでは，回転する切削器で骨採取し，ベニアグラフトした症例を参考にあげる．

　上顎前歯部は歯がなくなると唇側の骨が強く吸収される．インプラントを計画する場合，唇側に骨を作らねばならない．その一つの方法がブロック状の自家骨を使った骨移植である．

　この症例の場合，オトガイ部から通常の回転するエンジンにつけたバーと超音波を使って骨を採取した．2つの違った機械で骨を採取した理由は，それぞれの機械の性能を比較するためであった．従来のバーを使う方法だと骨の切削速度は速いが，切り口の幅が広くなる．対照的に超音波では切削速度が遅いが，切り口が狭く，シャープに切れている．そのことから繊細な手術には超音波が適しているといえる．

自家骨の採取場所

　ベニアグラフトする場合，移植するブロック状の骨をどこから採取するかが問題である．口腔内からブロック状の骨が取れる部位はオトガイ部と下顎枝である．

　採取する場合にアプローチしやすいのは，オトガイ部であるが，下歯槽神経の前歯と歯肉に行く枝を損傷することが多いので，あらかじめ患者さんに，前歯とその周囲の歯肉の知覚障害が起こることを説明して，了解してもらう必要がある．

　下顎枝からの移植骨採取は，下歯槽管に侵襲を加えないかぎり問題はないが，口腔の奥に位置していて，頬部の軟組織が手術野の邪魔になり，いくらか手術が難しい．

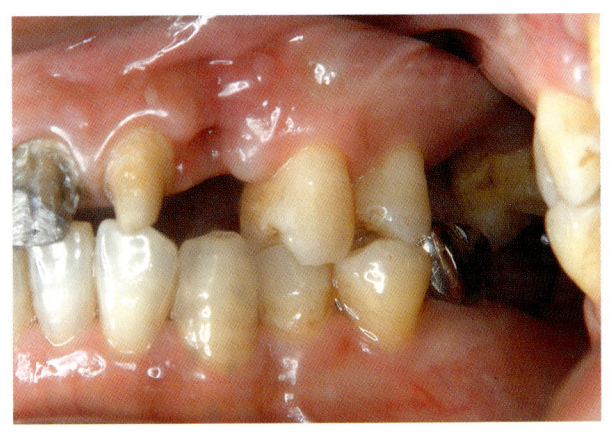

図2-12a 初診時の所見．

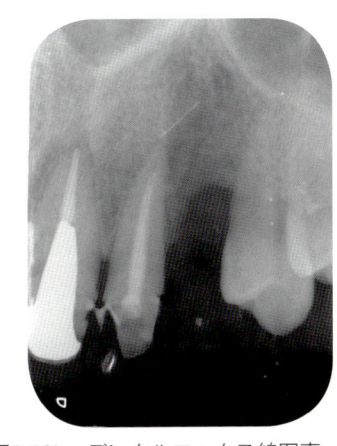

図2-12b デンタルエックス線写真．

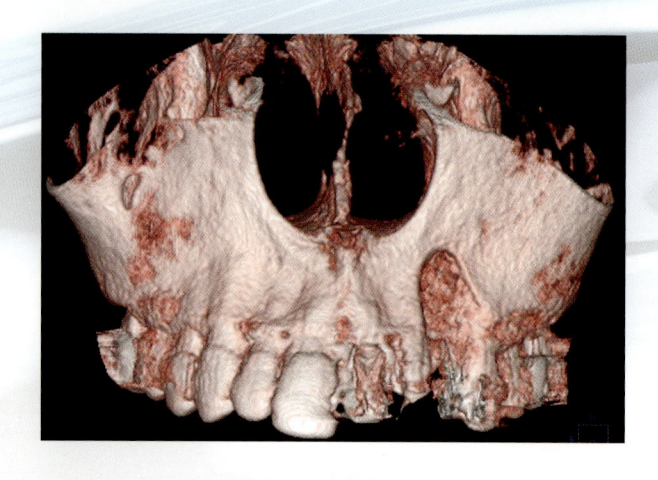

図2-12c 3次元再構築像.

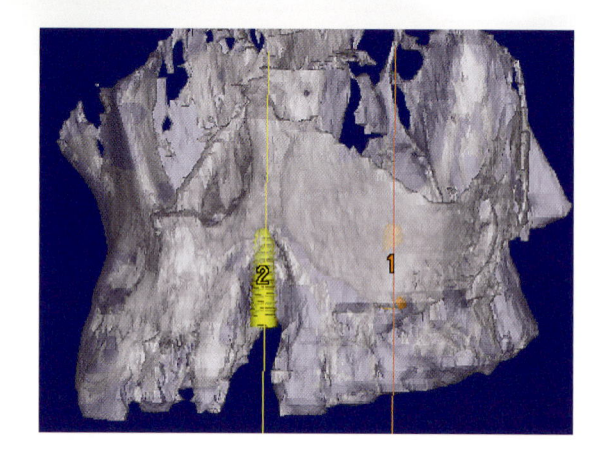

図2-12d シムプラントでインプラント埋入のシミュレーション.

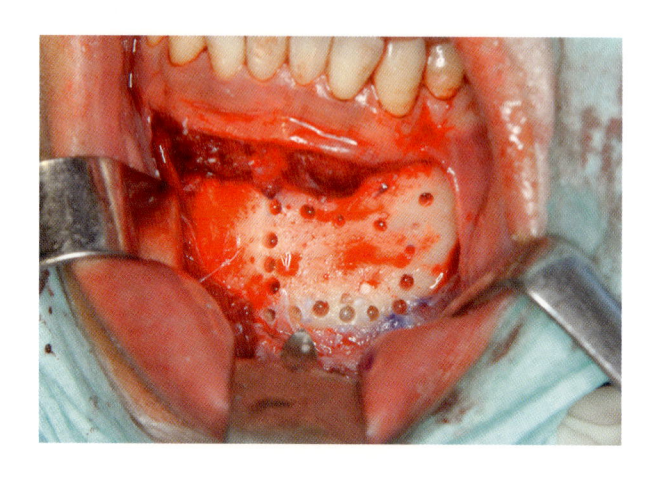

図2-12e ラウンドバーとフィッシャーバーで骨の表面に採取する15mm×20mmのブロックの大きさの外形を刻み込む.

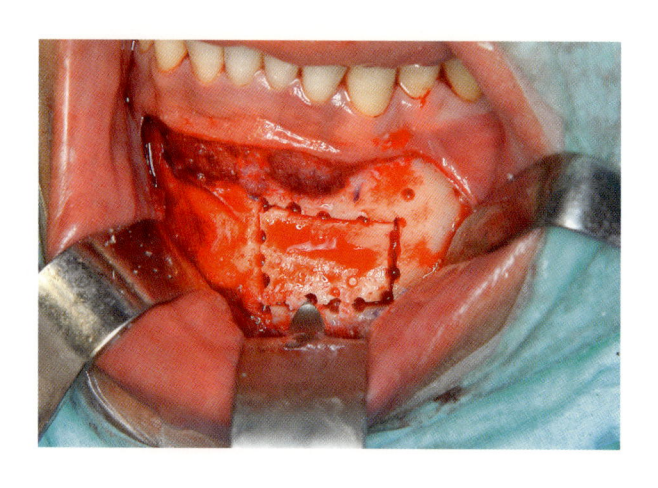

図2-12f 骨切りの上の線は，前歯の根先から5mm以上離し，後方部の骨切り線はオトガイ孔から前方へ5mm以上離す.

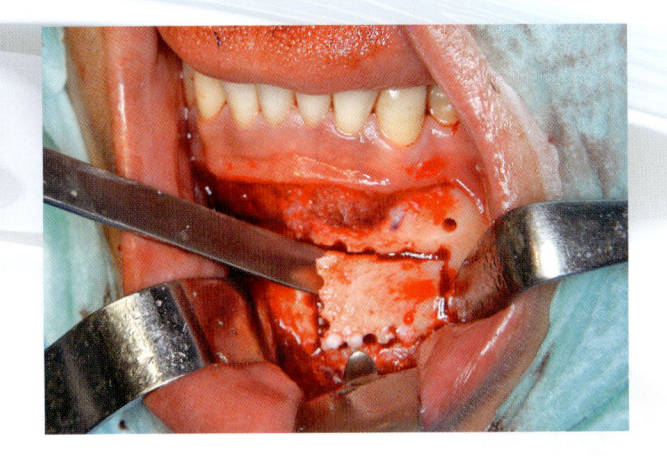

図2-12g 4辺の骨切りの深さは，皮質骨が切れて出血が起こるまでとする．周りの骨切りが終わったら，弱く湾曲した薄い平たいノミを骨切り部に挿入して，槌打し，骨片を取り出す．

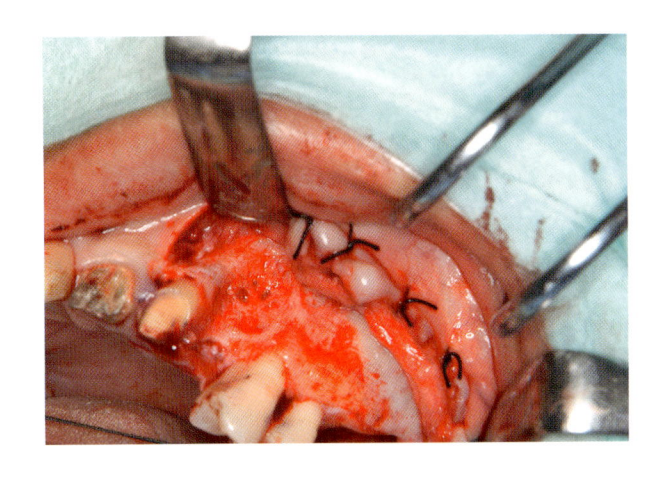

図2-12h 犬歯部には唇側に大きな骨欠損があったので，ブロック骨を移植する準備として，骨表面の皮質骨に複数の穿孔を行った．

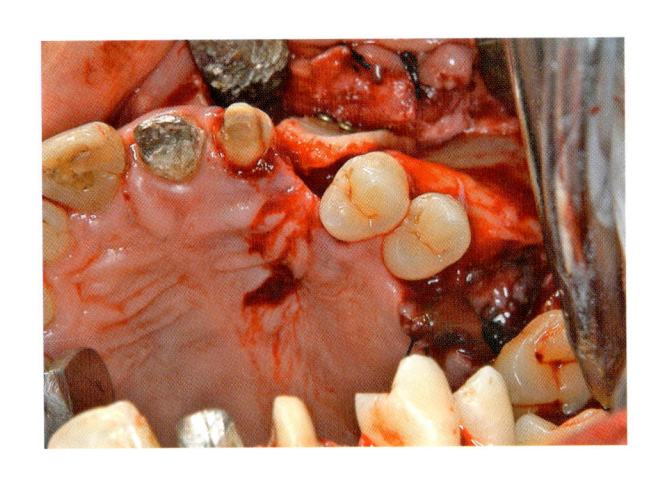

図2-12i 骨面に砕いた骨を置いて，その上を覆うようにブロック骨をあてて，直径1.2mm 長さ8mm のネジを2本，直径1.2mm 長さ11mm のネジを1本用いて固定した．

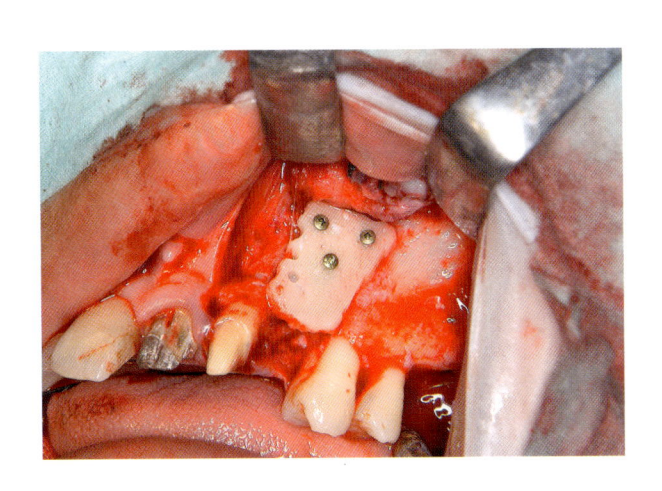

図2-12j 側切歯の近心から第二大臼歯部までの歯肉縁に切開を加え，頬側の粘膜骨膜を剥離した．臼歯部まで剥離したのは，第一大臼歯部歯槽頂にGBRを行うためである．

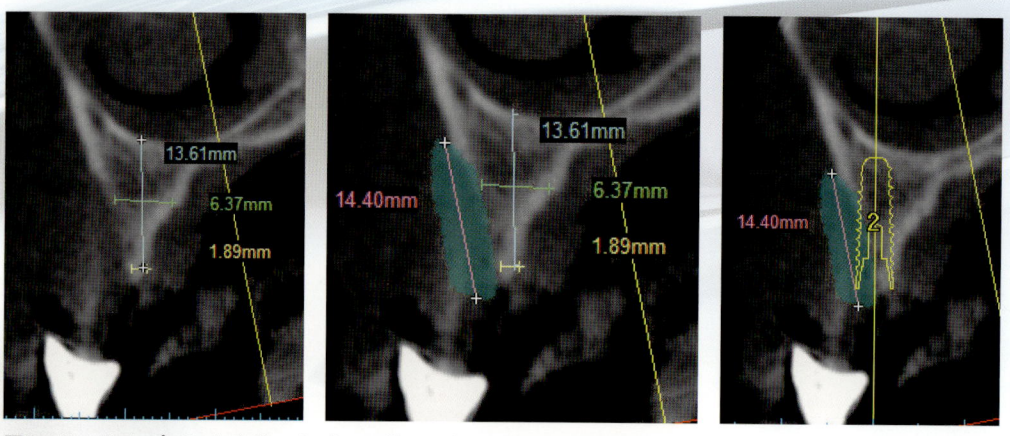

図2-12k シムプラントを使ったベニアグラフトのシミュレーション．これを基準として移植骨を採取する．

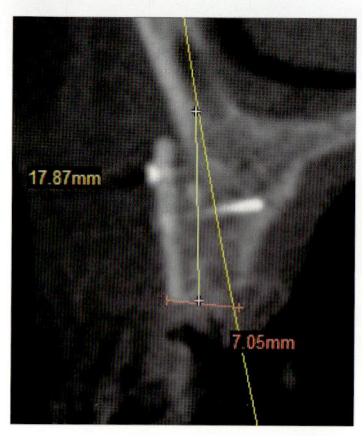

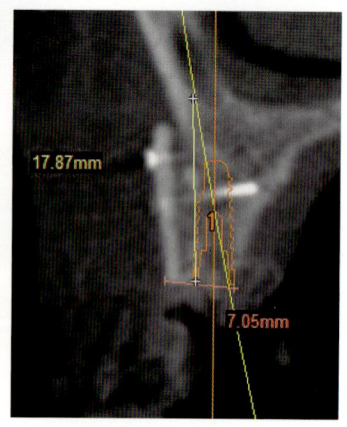

図2-12l 自家骨移植後のCT画像．インプラント埋入に十分な骨の幅が得られているのがわかる．

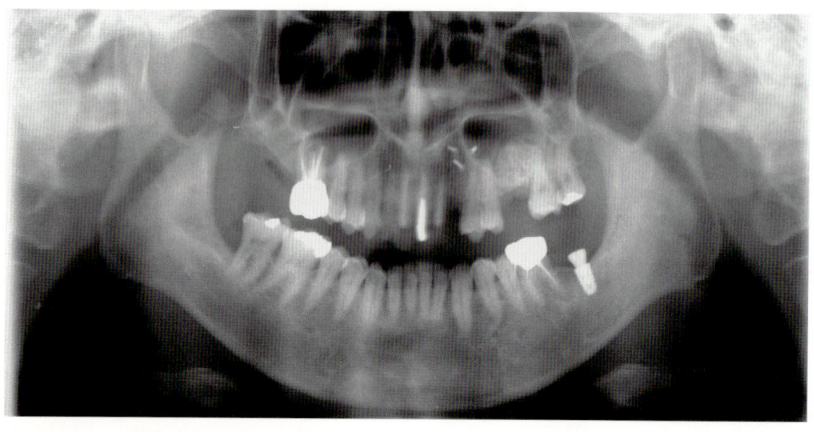

図2-12m 上顎左側犬歯部骨移植後のパノラマエックス線写真．

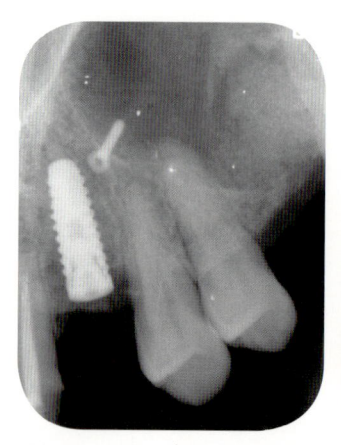

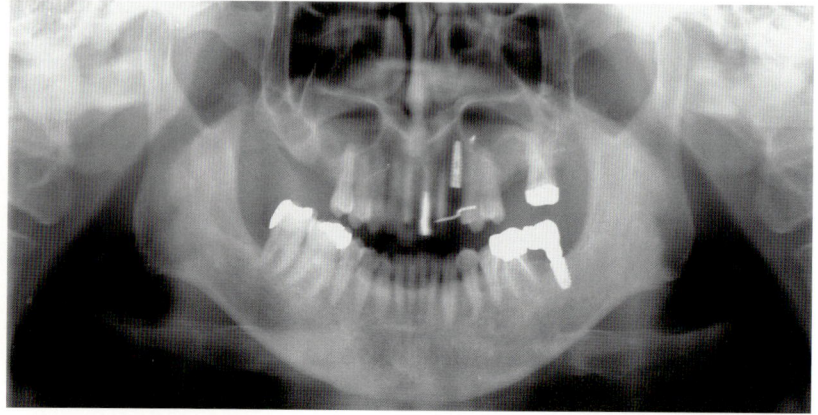

図2-12n インプラント埋入後のデンタルエックス線写真とパノラマエックス線写真．

スプリットクレストとオーバーデンチャー

患者：67歳・男性
主訴：上顎の可撤性義歯でよくかめない
診断：6＋6欠損
モード選択：サージモード
パワー設定：最大80％まで

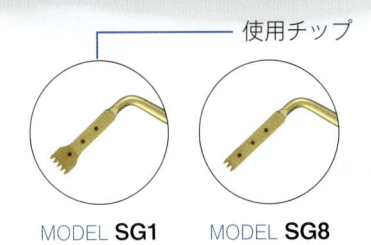

使用チップ

MODEL **SG1**　　MODEL **SG8**

　歯槽部で外側または内側から強い骨の吸収が起こると，歯槽頂はその幅が狭くなり，インプラントを埋入するには不適切になる．このような場合にあえてインプラント窩を形成すると骨が壊れてしまう．

　歯槽頂に近遠心方向に狭い骨切りを行い，骨の弾性を利用して内外側の骨片の間をゆっくり開いて骨片間に隙間を作り，歯槽部の幅を拡大するのをスプリットクレストという．この状態ですぐにインプラントを埋入する方法と，骨片間に骨や人工骨を移植して，幅の広い歯槽部の骨の形成を待ってインプラントする方法がある．この方法は，皮質骨が薄くて海綿骨に富む上顎には適用しやすいが，皮質骨が厚い下顎骨には難しい場合が多い．

　歯槽頂の骨切線を開くには，いろいろな器具が市販されているが，筆者はスクリュータイプのものを好んで使用している．

手術手技のポイント

　歯槽堤の基部で，歯槽頂に並行な骨切りを行うことなく，歯槽頂骨切りの両端から，上下方向すなわちインプラント埋入方向に並行に骨切り（⊐字型骨切り）をすると，骨間を開くときに骨が割れにくくなる．

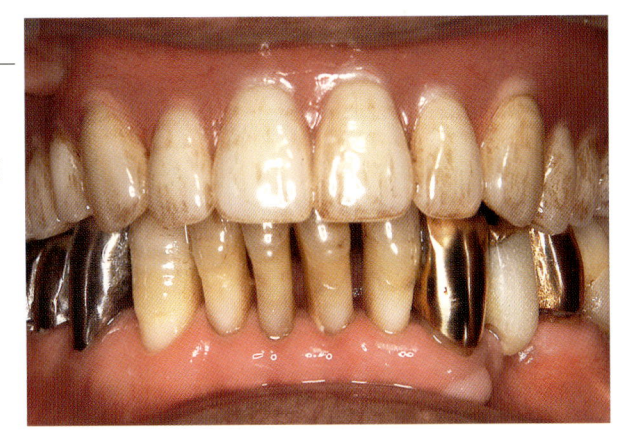

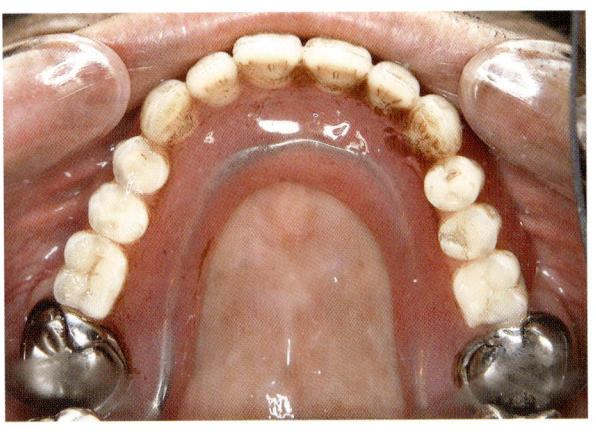

図2-13a　上顎には可撤性義歯が入っているが，患者は，義歯が不安定でよくかめないという．

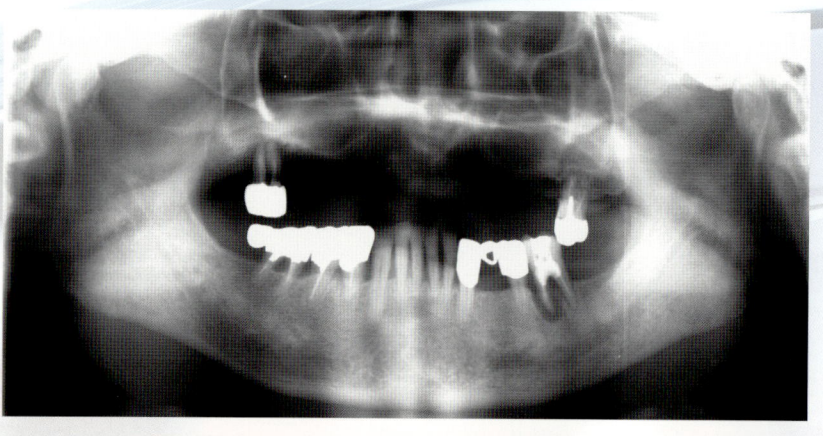

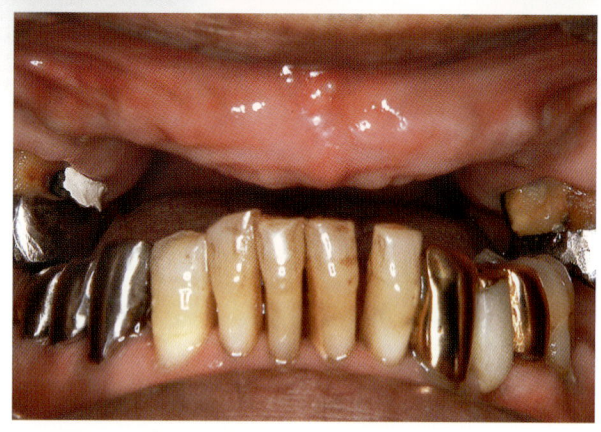

図2-13b　上顎の残存歯は7|7のみである．

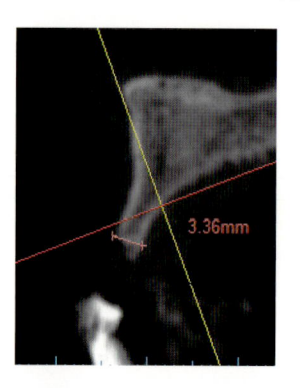

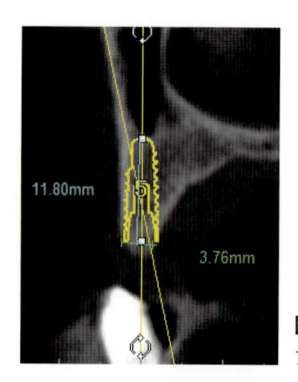

図2-13c　上顎前歯部のCT画像とインプラント埋入のシミュレーション．

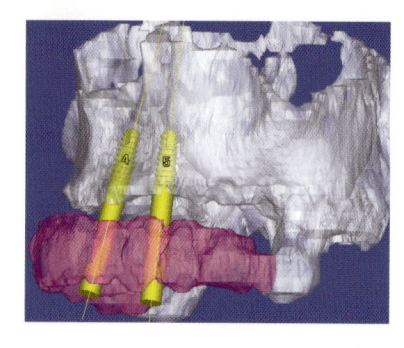

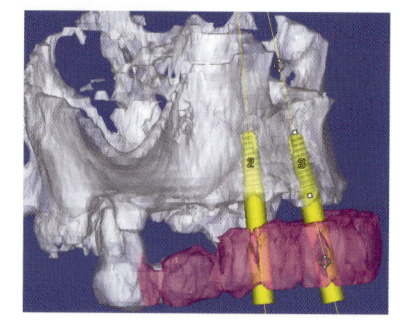

図2-13d　インプラント埋入と補綴物のCTの3次元構築画像．

治療計画

　　　　義歯を安定させるために，上顎前歯部にインプラントを埋入して，オーバーデンチャーにする計画をたてた．しかし，CTを撮影してみると|1の歯槽骨の幅は薄く，そのままではインプラントの埋入が不可能であった．

　そこで|1の歯槽骨の幅を拡大するために，SG1とSG8チップを用いて超音波骨切りによるスプリットクレスト法を行い，その後にボーンスプレッダーを使って歯槽の幅を拡大し，インプラントを埋入することにした．

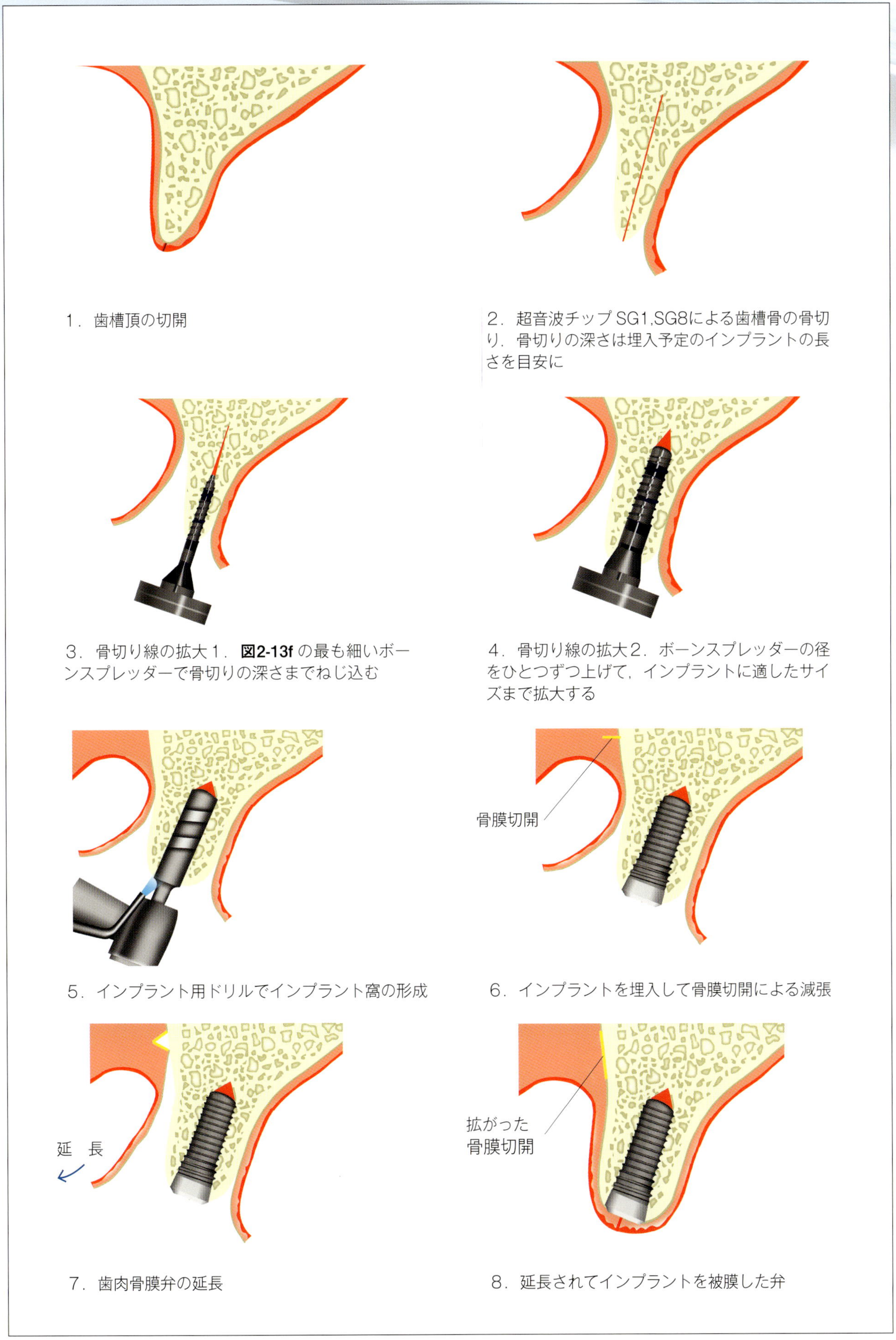

1. 歯槽頂の切開

2. 超音波チップSG1,SG8による歯槽骨の骨切り．骨切りの深さは埋入予定のインプラントの長さを目安に

3. 骨切り線の拡大1．**図2-13f**の最も細いボーンスプレッダーで骨切りの深さまでねじ込む

4. 骨切り線の拡大2．ボーンスプレッダーの径をひとつずつ上げて，インプラントに適したサイズまで拡大する

5. インプラント用ドリルでインプラント窩の形成

6. インプラントを埋入して骨膜切開による減張

骨膜切開

7. 歯肉骨膜弁の延長

延長

8. 延長されてインプラントを被膜した弁

拡がった骨膜切開

図2-13e ボーンスプレッダー法．

PART 2 超音波装置バリオサージの臨床応用

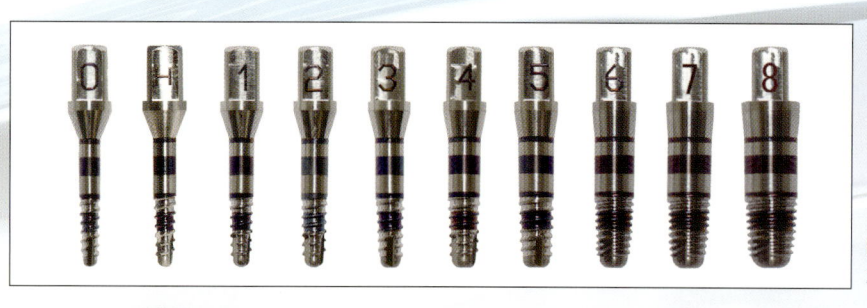

図2-13f プラトン社製歯槽堤拡大用のボーンスプレッダー.

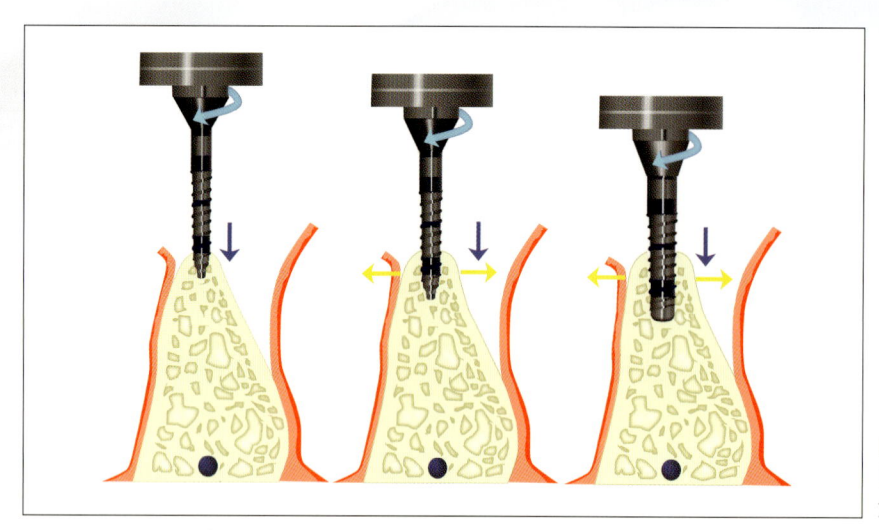

図2-13g 細いサイズのボーンスプレッダーをねじ込んで，徐々に太さを大きくして，歯槽堤の幅を拡大する.

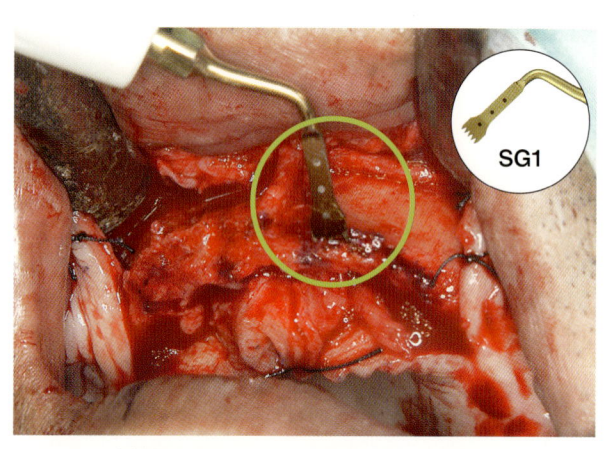

図2-13h 歯槽頂切開を行い，粘膜骨膜弁の剝離後，SG1チップを用いて凹凸のある歯槽頂を水平に骨切りして平坦にする.

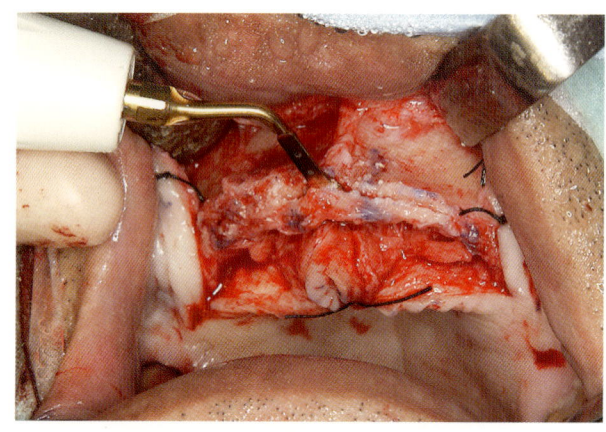

図2-13i 歯槽頂の平坦化の途中.

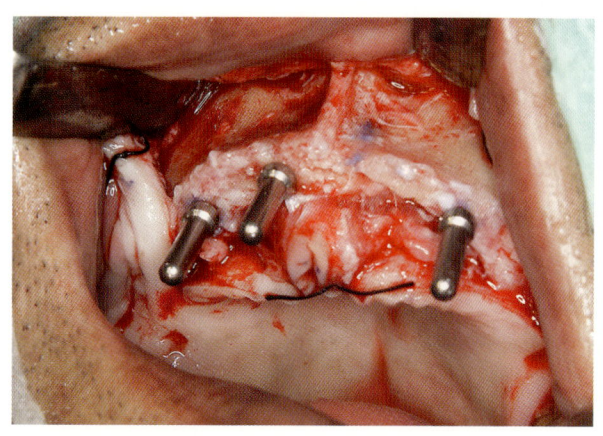

図2-13j 骨幅が増してインプラントできるようになった部位には，そのままインプラント用のドリルで孔を掘り，方向指示棒を挿入した.

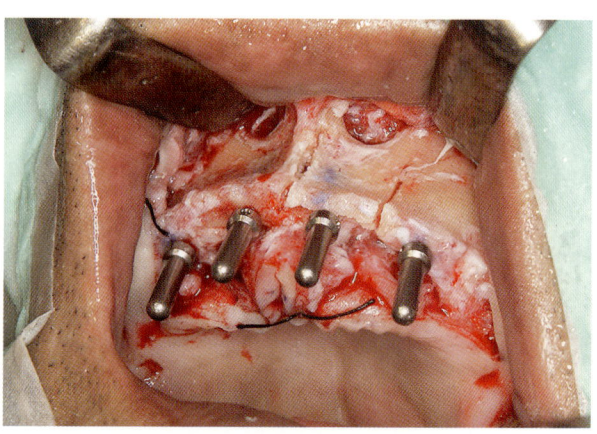

図2-13k |1の骨切り線は歯槽頂と頰側面に行った.

PART 2 超音波装置バリオサージの臨床応用

62

> **手術手技のポイント**
> この操作はゆっくり行い，ボーンスプレッダーを根元までねじ込んだら，2～3分そのまま置いて，骨内の応力が開放されるのを待つ．

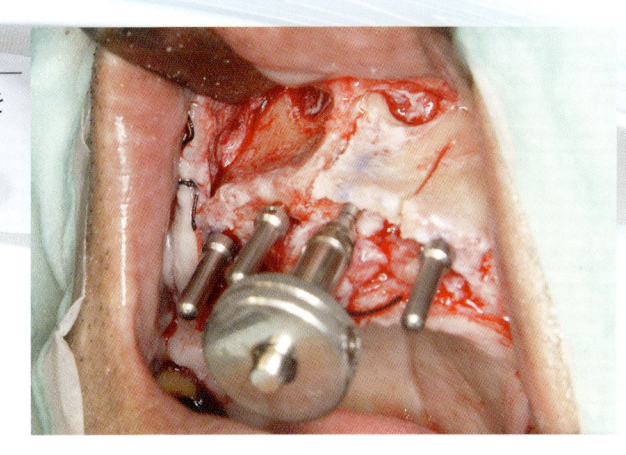

図2-13l　同部をボーンスプレッダーにより拡大する．

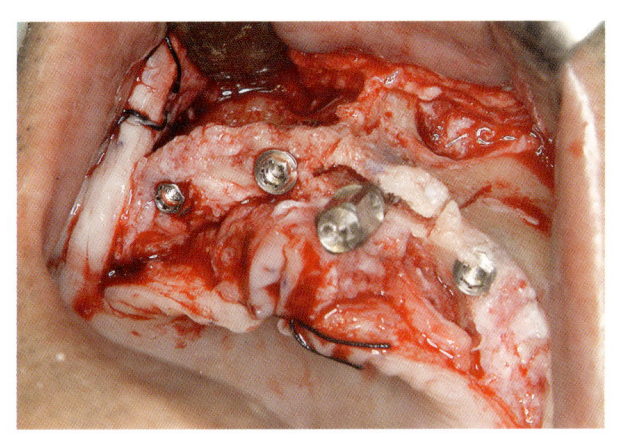

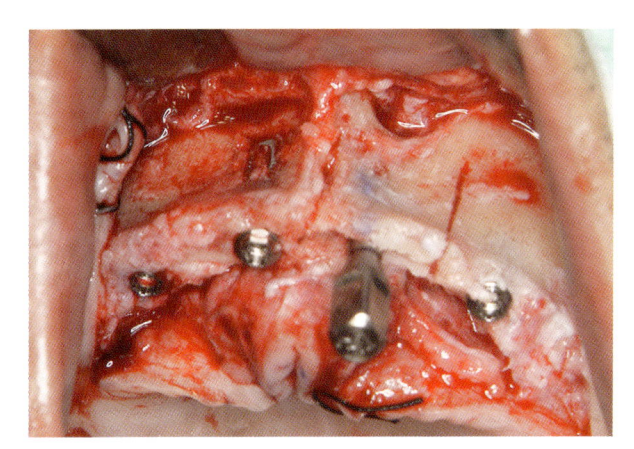

図2-13m　ボーンスプレッダーを順次大きくすると骨切り部が拡がっていく．

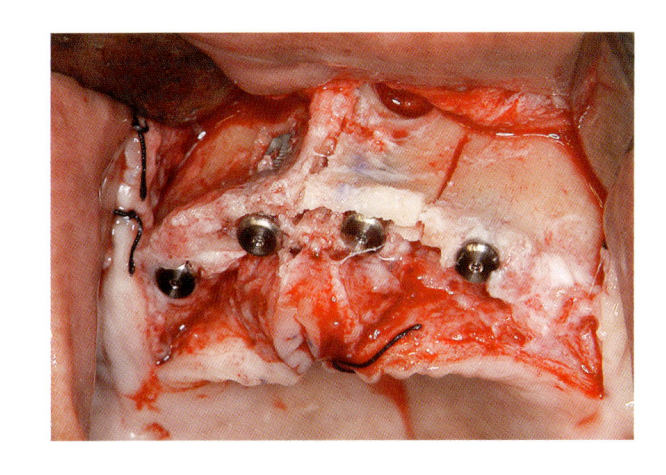

図2-13n　拡大した歯槽骨内に埋入されたインプラント．

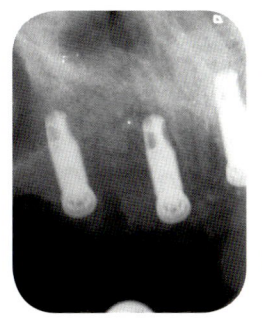

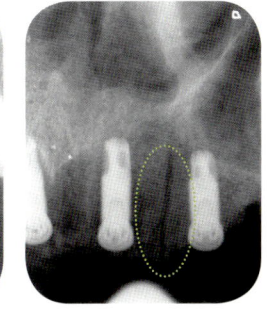

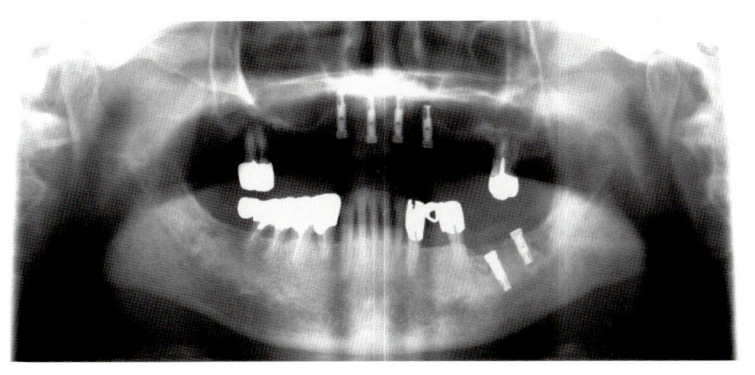

図2-13o　インプラント埋入後のデンタルエックス線写真とパノラマエックス線写真．デンタルエックス線写真では，垂直の骨切り線がみえる．

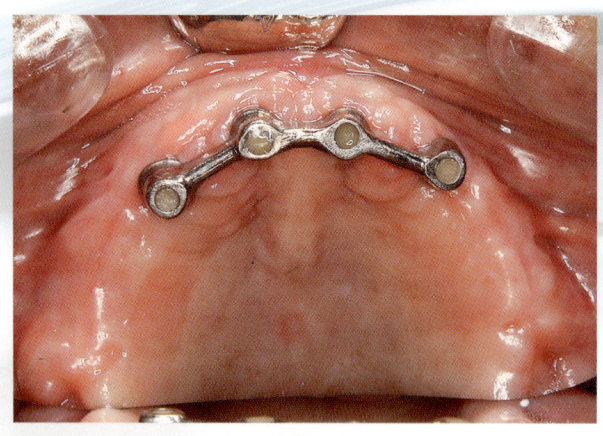

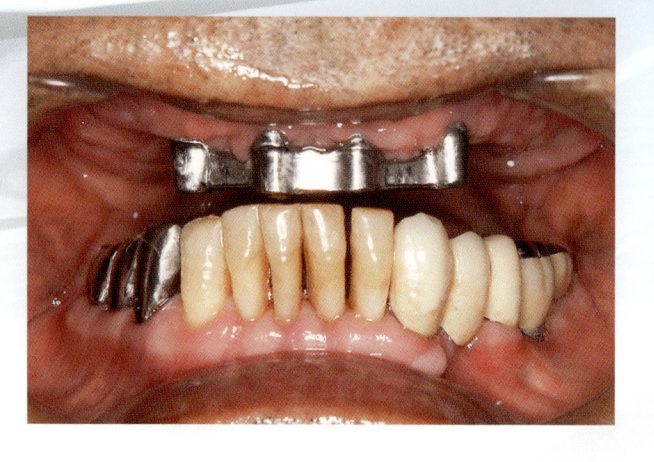

図2-13p　インプラントに装着したバー.

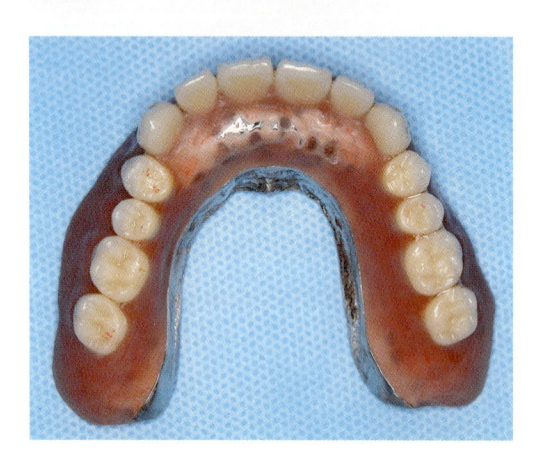

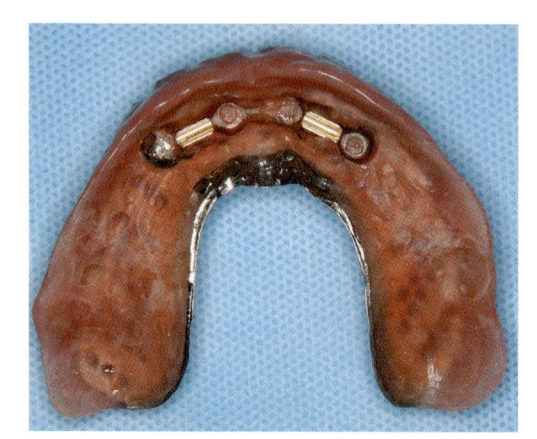

図2-13q　アタッチメントを埋め込んだ上顎の可撤性義歯.

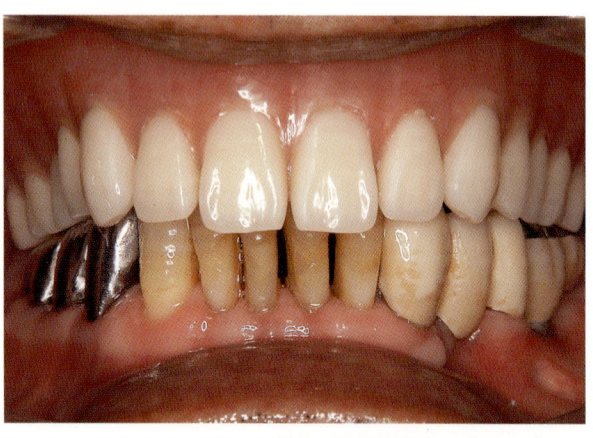

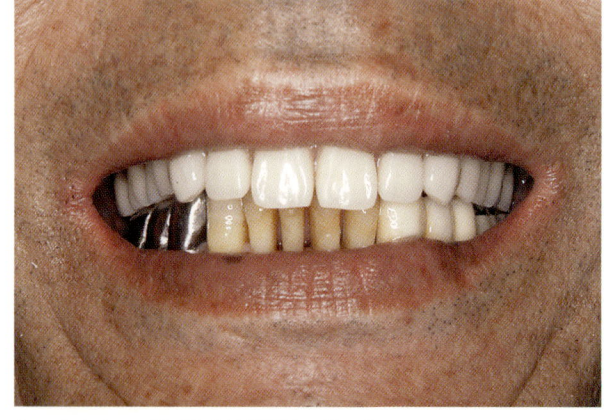

図2-13r　口腔内に装着した義歯. 義歯は安定し, 鮑もかめるようになったといって, 患者は満足している.

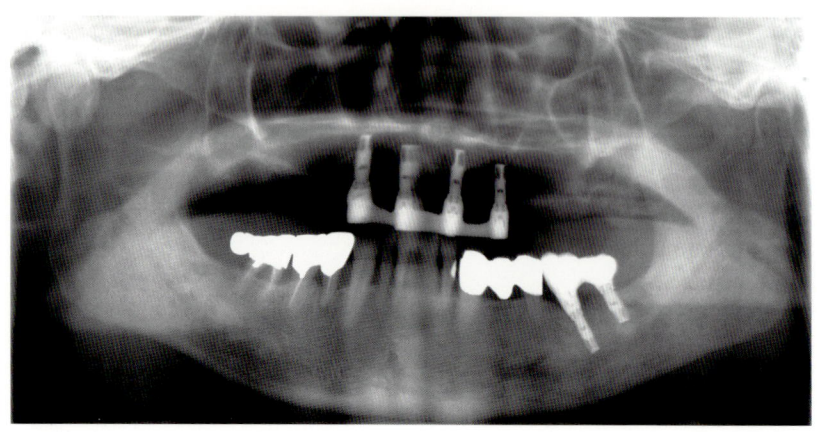

図2-13s　インプラントをバーで連結したパノラマエックス線写真.

上顎前歯部のスプリットクレストと上顎洞底骨移植術

患者：60歳・女性
主訴：上顎に固定性の義歯を入れてもらいたい
診断：7−2|2−7欠損　1|1 C₄
処置：1|1抜歯，4|2部スプリットクレスト
　　　上顎に6本のインプラント埋入
　　　左右上顎洞底骨移植
モード選択：サージモード
パワー設定：最大80％まで

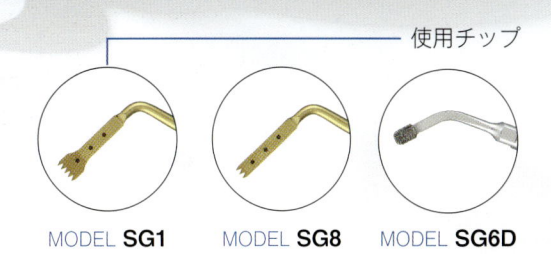

使用チップ
MODEL **SG1**　MODEL **SG8**　MODEL **SG6D**

　上顎骨の歯槽堤の幅が狭い前歯部にスプリットクレスト法を行った．骨高径の足りない臼歯部には上顎洞底骨移植術を行い，インプラント植立をした．

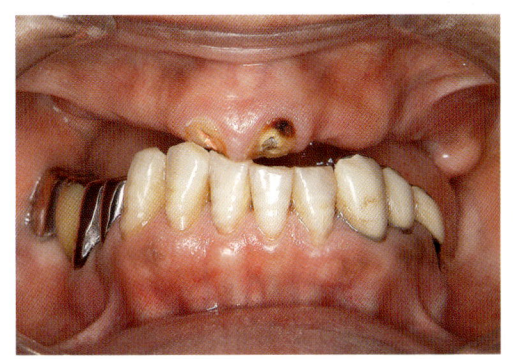

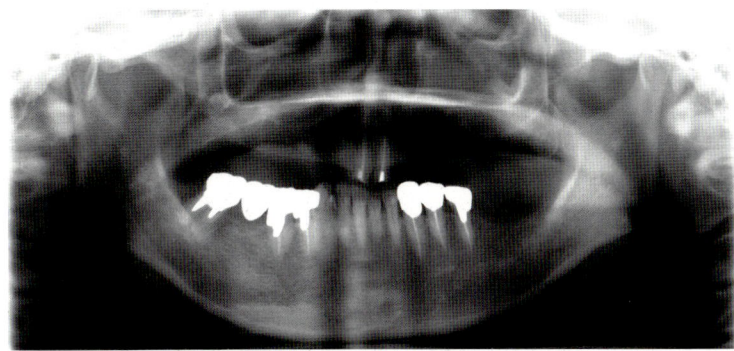

図2-14a　初診時の口腔内とパノラマエックス線写真．上顎骨の吸収が高度である．

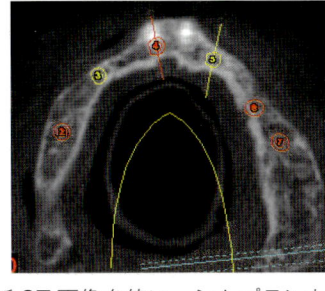

図2-14b　上顎骨の前額断CT画像を使い，シムプラントでインプラントのシミュレーションを行った．前歯部は骨幅が狭く，スプリットクレストを必要とした．

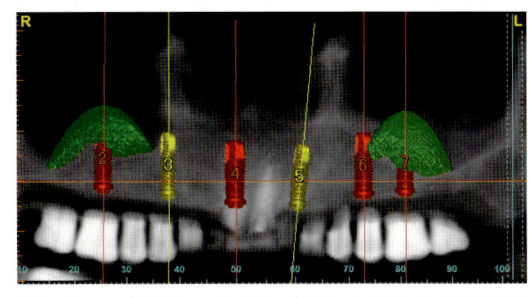

図2-14c　上顎骨へのインプラント埋入と上顎洞底骨移植のシムプラントによるシミュレーション．

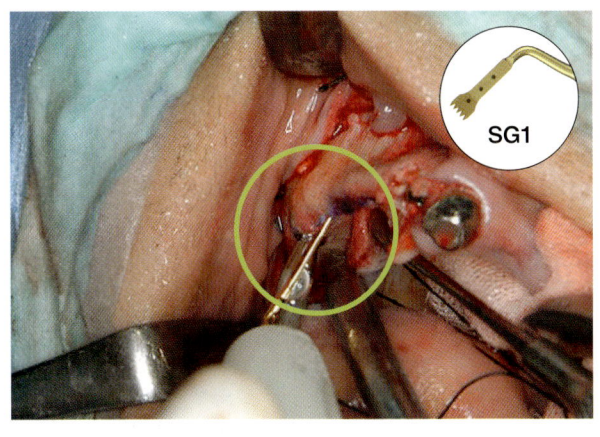

図2-14d　前歯部の唇側粘膜骨膜を歯肉唇移行部まで剥離して，縫合糸で唇の裏側に翻転固定する．SG1で歯槽頂に骨切りを行う．このとき，チップの先が歯槽頂をはずれないよう細心の注意を払う．

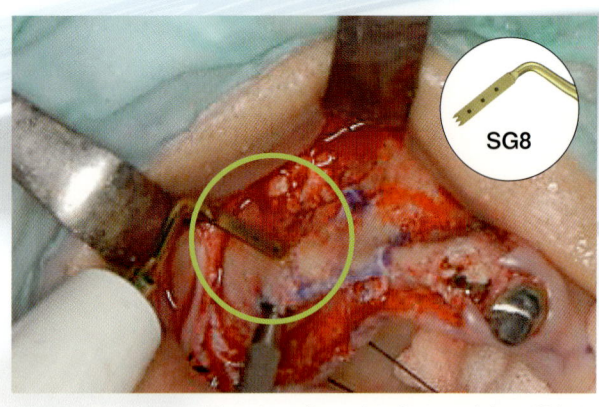

図2-14e　歯槽の唇側でインプラントに埋入予定部に並行した2本のタテ方向骨切りをSG8で行う.

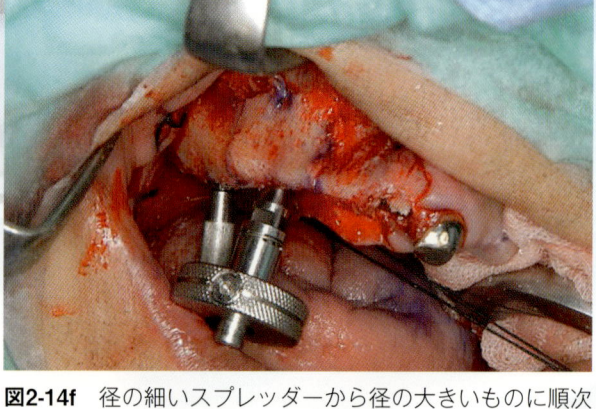

図2-14f　径の細いスプレッダーから径の大きいものに順次ねじ込んで骨切り線を拡大する(**図2-13e,f,g** 参照).

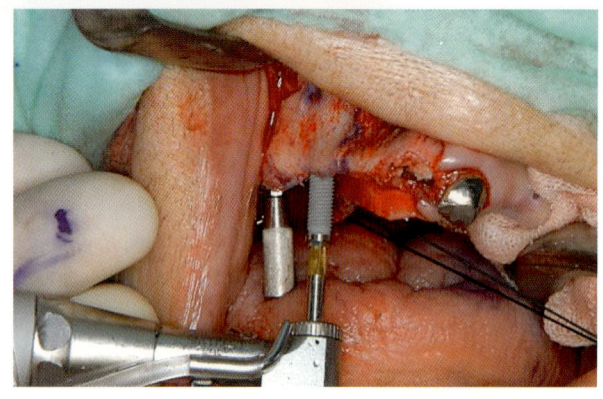

図2-14g　骨切り線が拡がったら,インプラント窩を形成し,インプラントを埋入する.

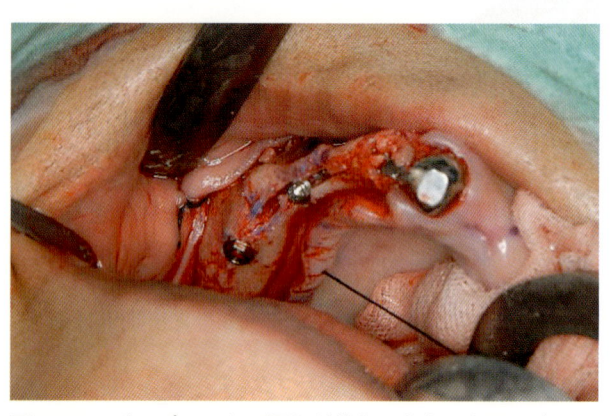

図2-14h　インプラントの埋入が終わったら,必要に応じて骨の空隙に小さい骨片を填入し,さらに必要に応じて骨膜に減張切開を加えて創を閉じる.

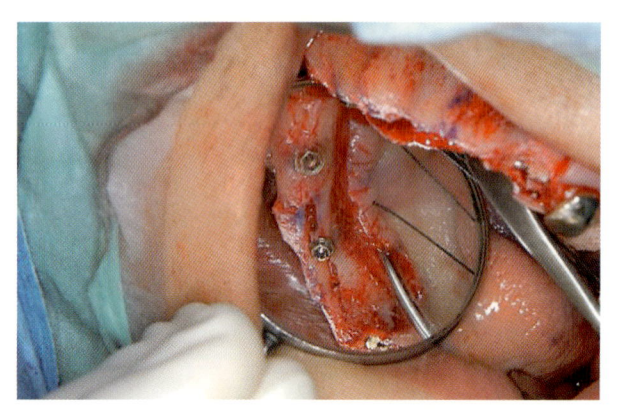

図2-14i　インプラント埋入終了時の骨の様子を示す.

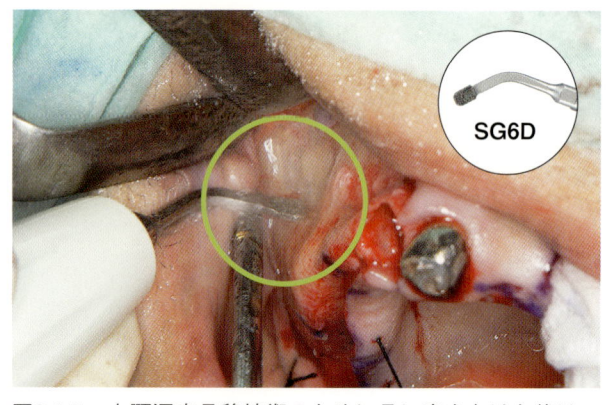

図2-14j　上顎洞底骨移植術のために骨に窓をあけた後は,開窓部の骨の内側の角をSG6Dで削る.

手術手技のポイント

　開窓部の骨が完全に削りとられ,洞粘膜の骨からの剥離が進んだら,注射筒につけた23ゲージの注射針を洞内に刺入し,ピストンを引いて洞内の空気を引くと,膜が内上方に持ち上がるため,洞内がよくみえるようになり,粘膜の剥離がしやすくなる.

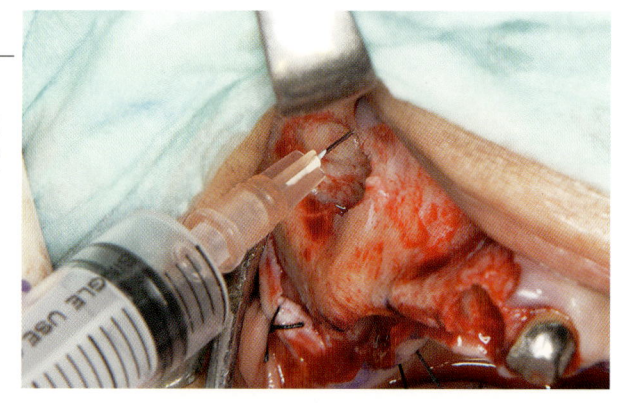

図2-14k　注射針を洞内に刺入し,ピストンを引くと剥離した粘膜が上方に挙上される.

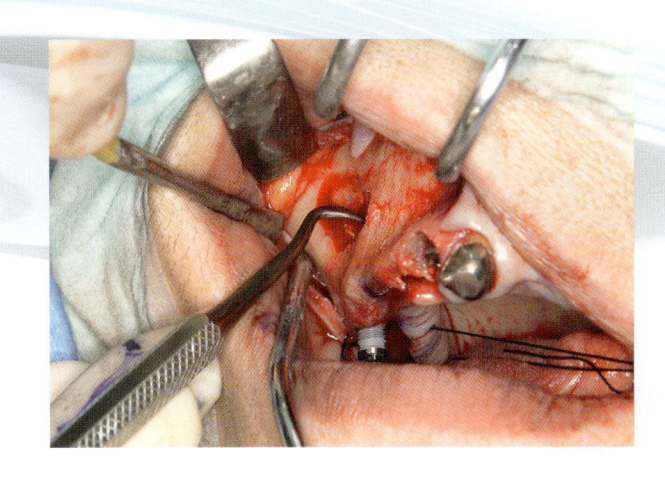

図2-14l　洞粘膜を骨面から剥離子で注意深く剥離する．

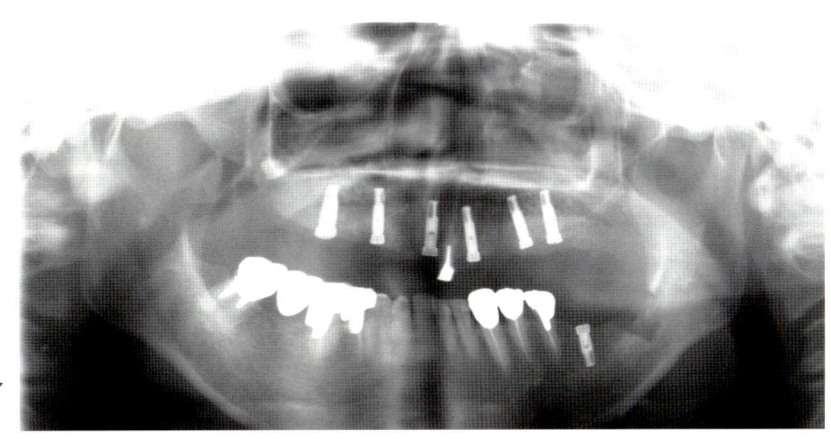

図2-14m　インプラント埋入後のパノラマエックス線写真．

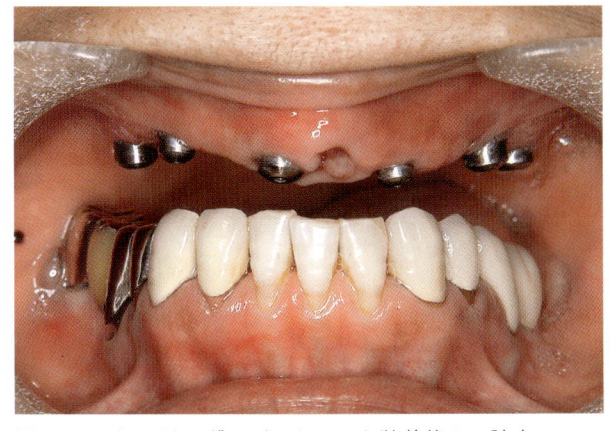

図2-14n　ヒーリングアバットメント装着後の口腔内．

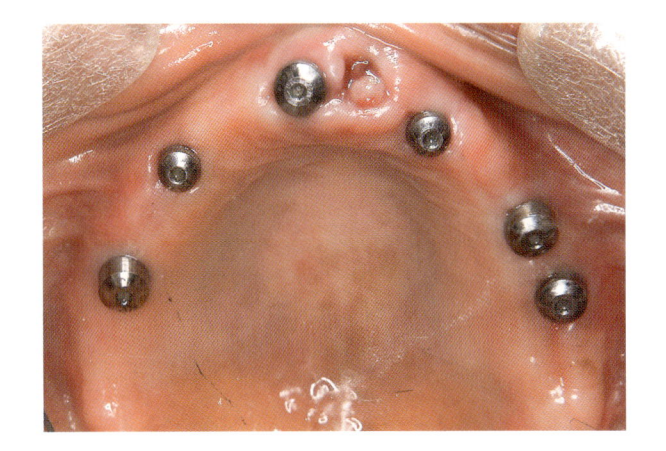

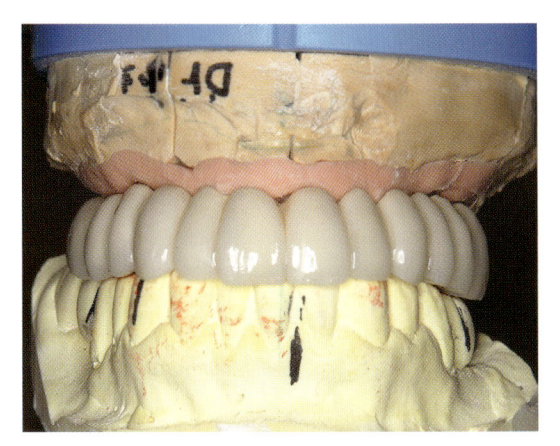

図2-14o　模型上の最終上部構造．

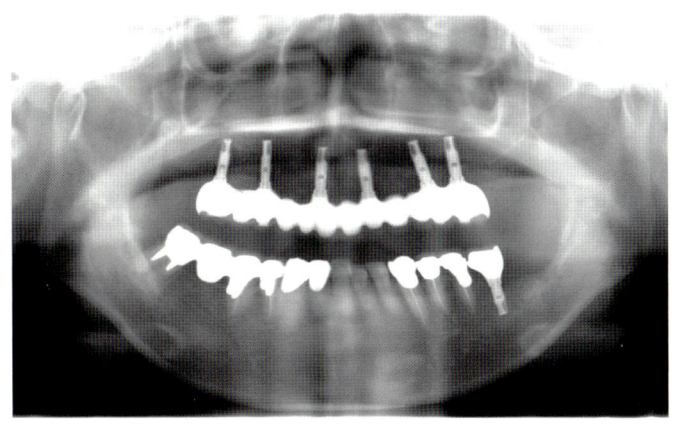

図2-14p　上部構造装着後のエックス線写真．

PART 2　超音波装置バリオサージの臨床応用

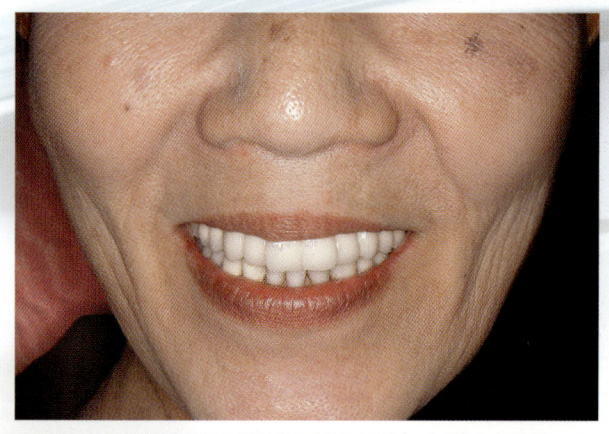

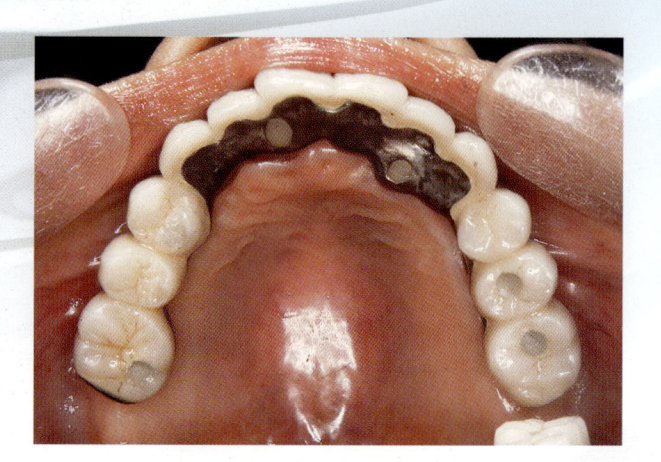

図2-14q 最終補綴物装着後の顔貌写真と上顎咬合面観.

腐骨の除去／ビスフォスフォネート骨壊死

モード選択：サージモード
パワー設定：最大80％まで

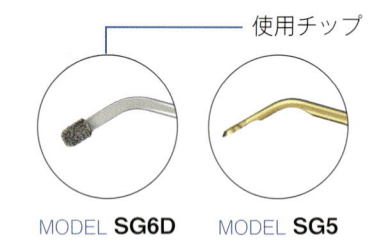

使用チップ

MODEL **SG6D**　　MODEL **SG5**

　ビスフォスフォネート系薬剤の副作用として顎骨壊死が問題となっている．服用患者が骨に触れるような観血処置（抜歯，インプラント手術，歯根端切除術，骨隆起切除，歯周外科など）を行ったとき，顎骨壊死を起こしてくる可能性がある．
　このビスフォスフォネート系薬剤は，わが国でも1,000万人以上いるといわれている骨粗鬆症患者の第一選択薬であるため大きな問題となっている．

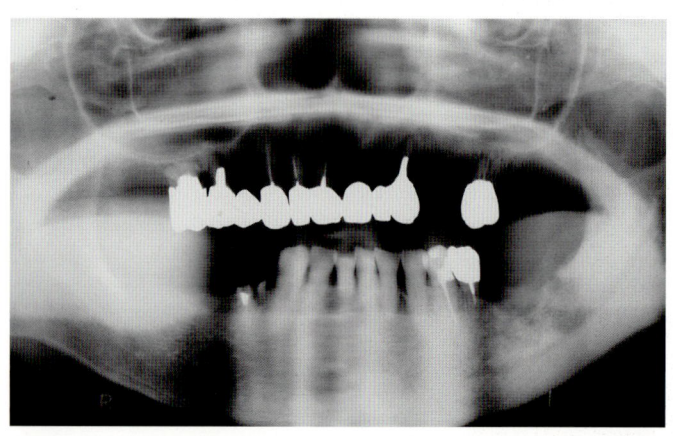

図2-15a 下顎左側大臼歯部に腐骨形成を示すパノラマエックス線写真．

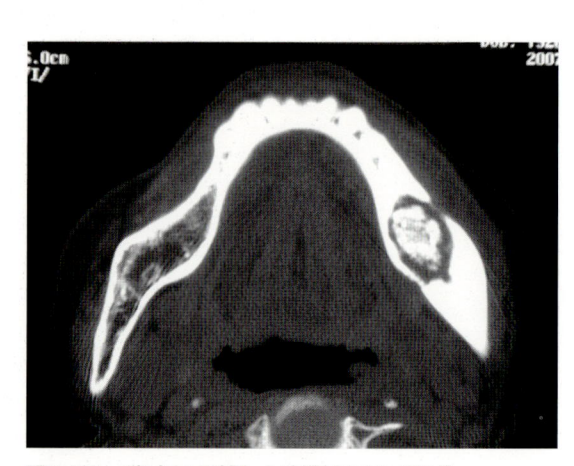

図2-15b 完全に分離した腐骨を示すCT像．

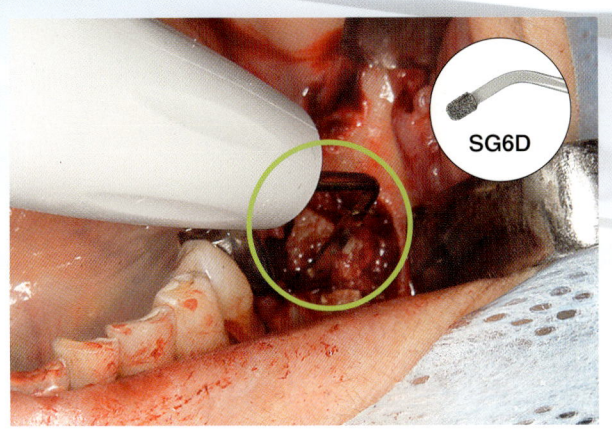

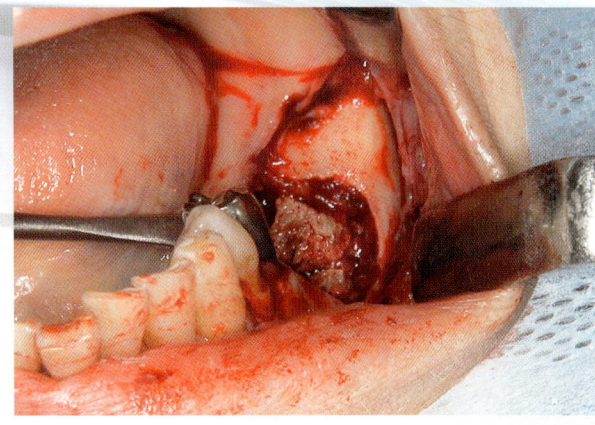

図2-15c SG6Dチップを用いて周囲の骨や腐骨の突出部を削り，腐骨を取りだしやすくする．

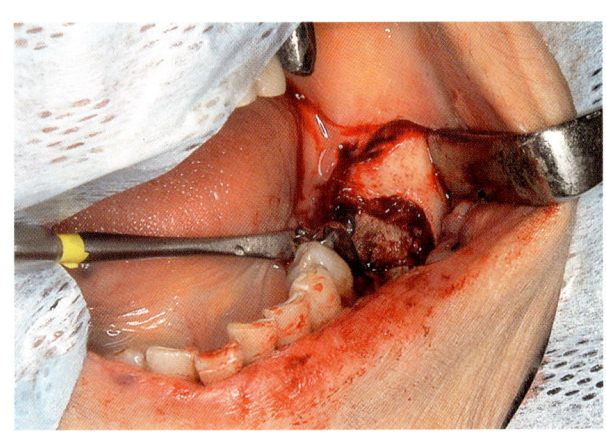

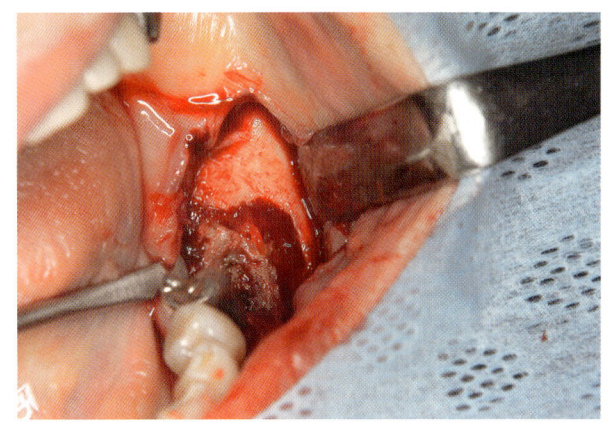

図2-15d 周囲の健康な骨にできるだけ損傷を与えないように注意する．健康な骨に大きな損傷を与えると，骨髄炎が拡大する．

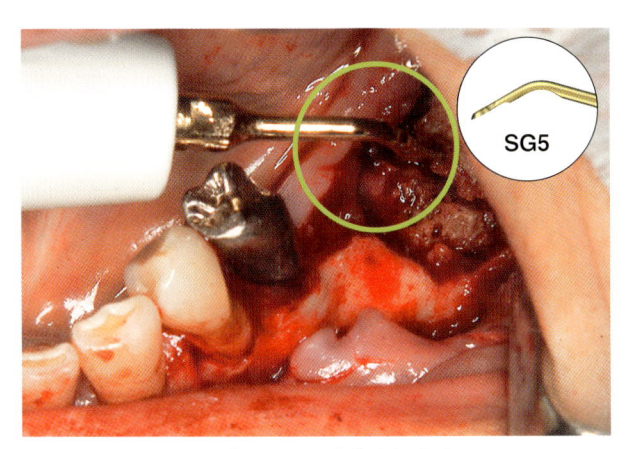

図2-15e SG5チップを用いて肉芽を掻爬する．

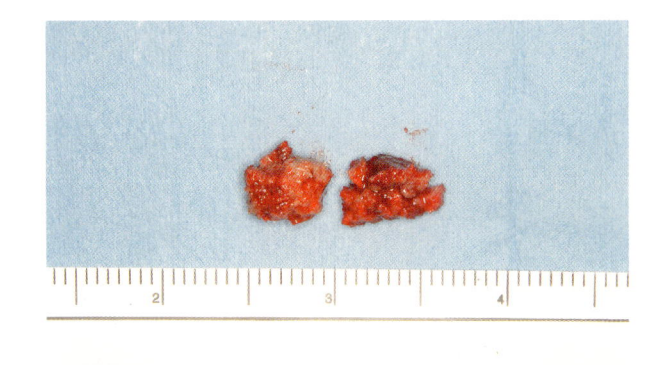

図2-15f 取りだした腐骨．

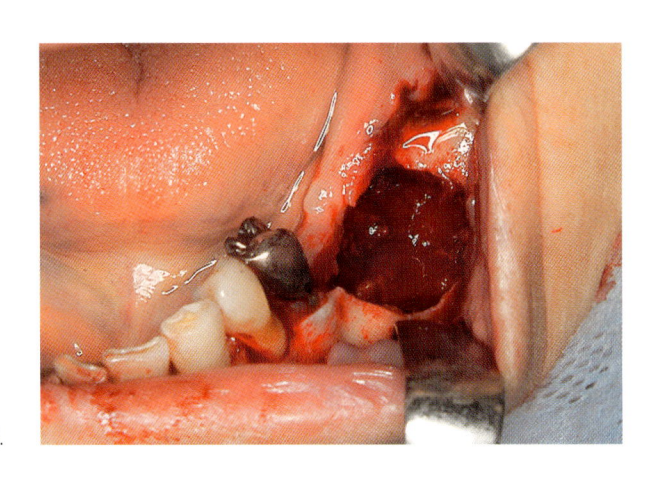

図2-15g 腐骨除去後に生じた骨の欠損．

下歯槽神経移動術後のインプラント埋入

患者：48歳・男性
主訴：下顎左側大臼歯の欠損部にインプラント希望
診断：6 7欠損，顎堤高度吸収
処置：下歯槽神経移動術と6 7部インプラントの埋入
モード選択：サージモード
パワー設定：最大80％まで

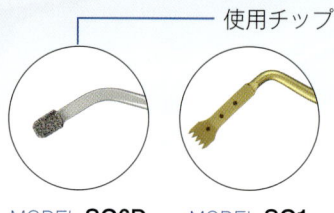

使用チップ
MODEL **SG6D**　　MODEL **SG1**

　下顎骨臼歯部において歯槽部の吸収がひどい場合には，歯槽頂と下顎管の距離が短くなり，十分な長さのインプラントが埋入できないことがある．そのような場合に，歯槽部の骨を増やす方法として，骨のオンレー移植法や仮骨延長法があるが，インプラントが埋入できるまで骨の量を回復するまでに日時を要する．

　それに代わる方法として，下歯槽神経移動術がある．これは下顎骨の頬側で骨切りを行い，下顎管を開いて，下歯槽神経血管束を頬側に排除してその損傷を避けながら，インプラントの先端を下顎管より下方まで埋入する方法である．

　利点としては，十分に長いインプラントを埋入できることと，下顎骨の歯槽部と下縁近くの皮質骨の2つの場所(bicortica)でインプラントを支えることができることである．欠点はオトガイ神経領域に一時的，場合によっては永久知覚麻痺が起こることである．

　知覚麻痺が起こっても，可撤性の義歯装着時の不快感に比べるといいという患者さんには勧められる方法である．

　この症例のCT像で下顎骨の断面をみると(**図2-16f 右**)，歯槽部と頬側，舌側の皮質骨(緻密骨)が非常に厚いことがわかる．この部位に過去に1回インプラントが行われたためであろう．

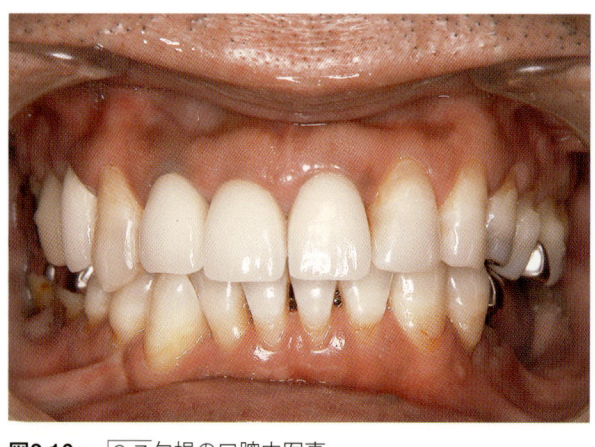

図2-16a　6 7欠損の口腔内写真．

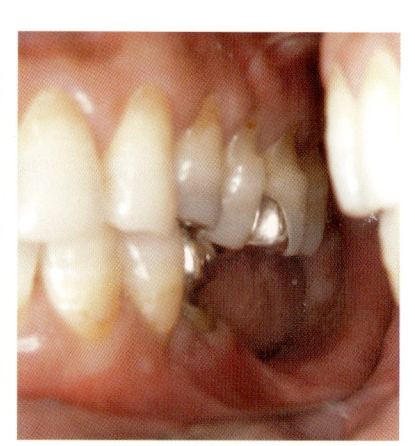

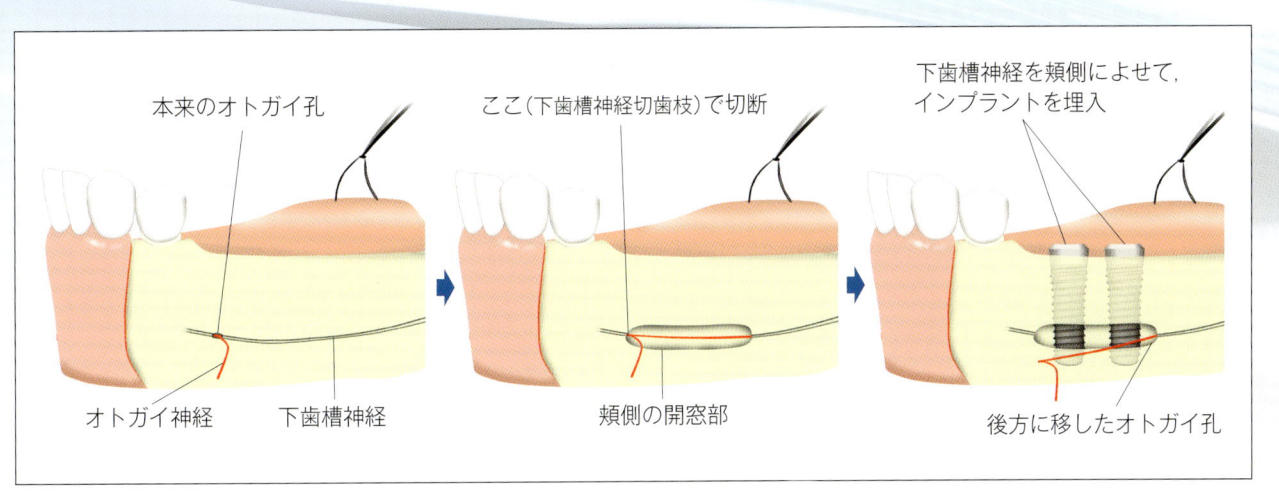

図2-16b　下歯槽神経移動術.

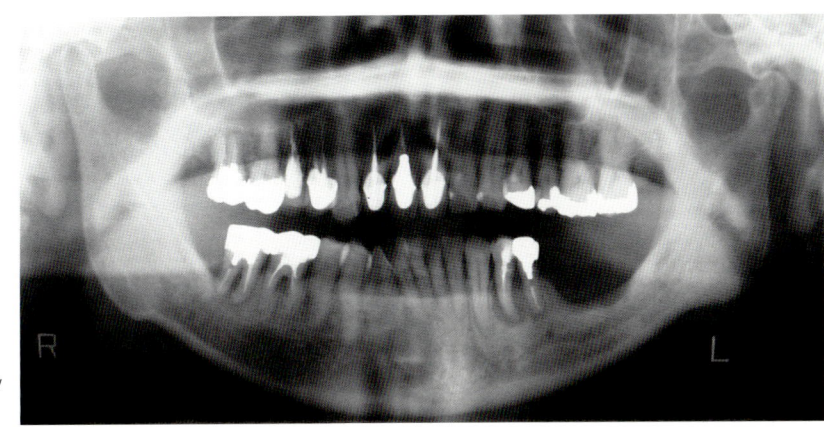

図2-16c　インプラント前のパノラマエックス線写真.

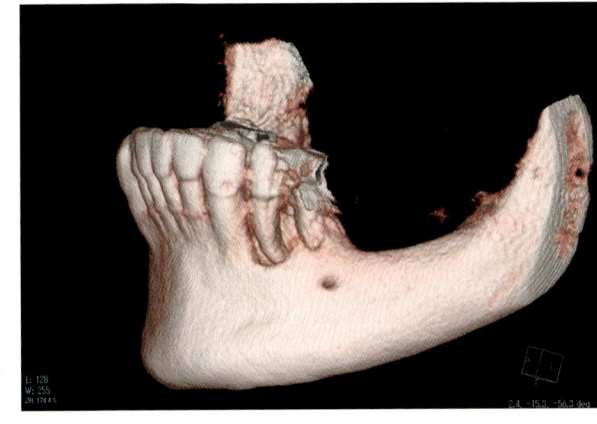

図2-16d　3次元構築画像. 歯槽頂から下顎管までの距離が5mm未満と短い.

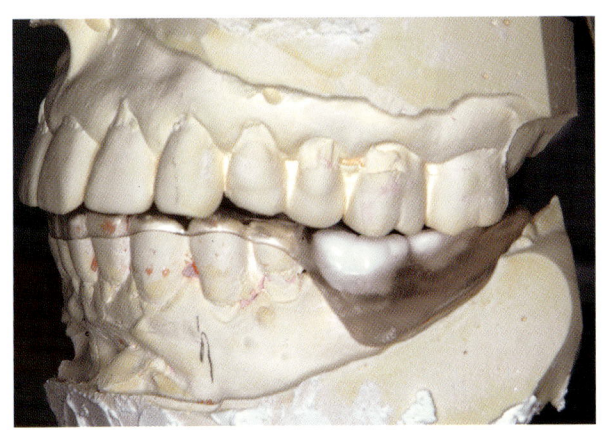

図2-16e　手術用ステント.

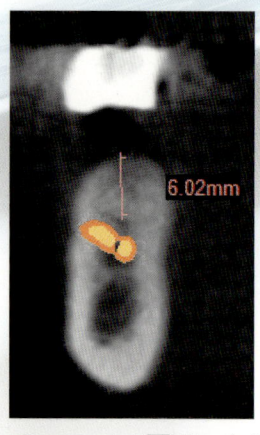

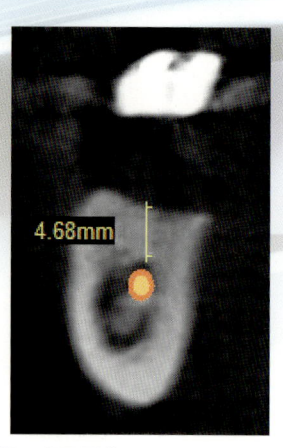

図2-16f 左が⎿6 部，右が⎿7 部の CT 画像．

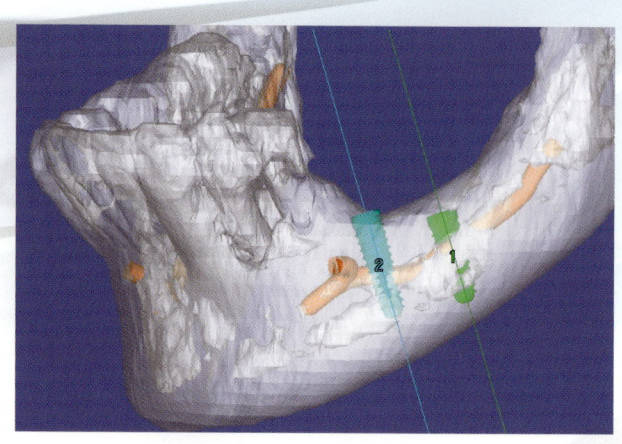

図2-16g シムプラントでインプラントのシミュレーション．

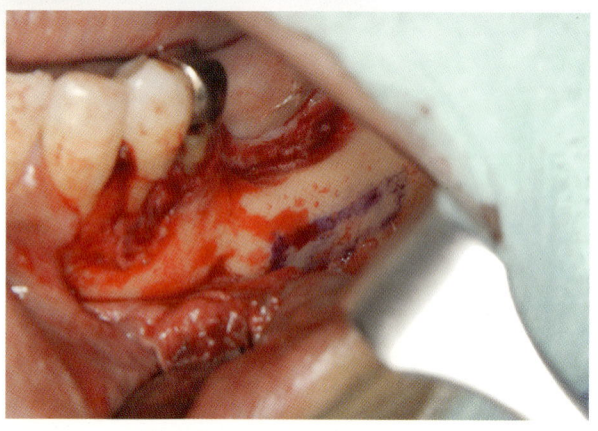

図2-16h 下顎管外側の骨切り線をメチレンブルーで描く．

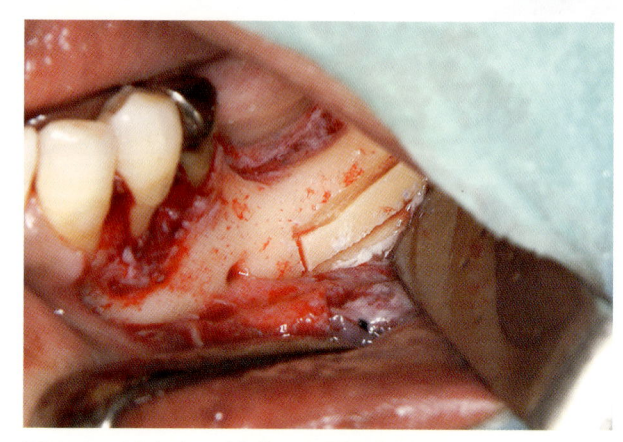

図2-16i SG1チップを使って骨切りを行う．

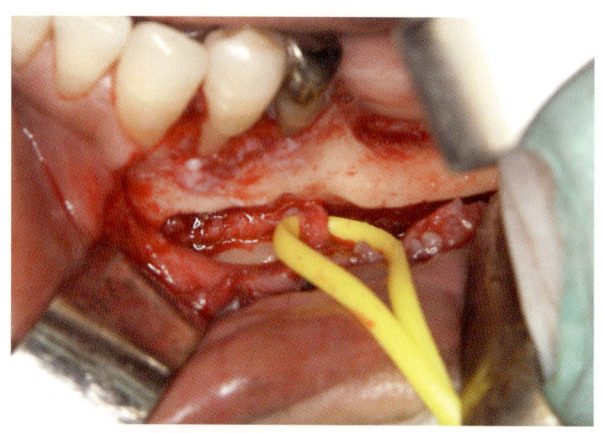

図2-16j 下歯槽神経血管束を確認し，ゴムバンドを通す．

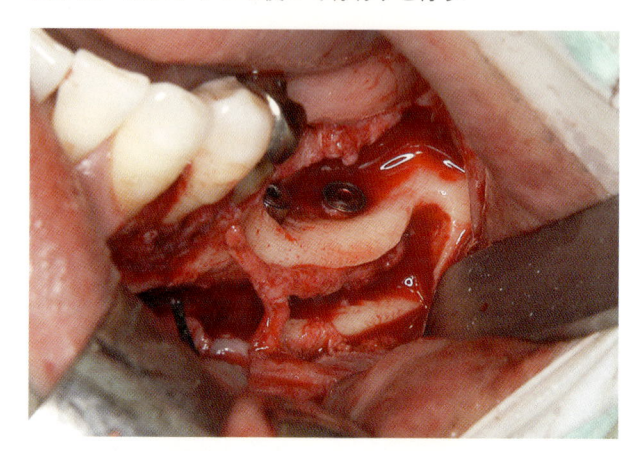

図2-16k 下歯槽神経血管束の前方枝を切断する．

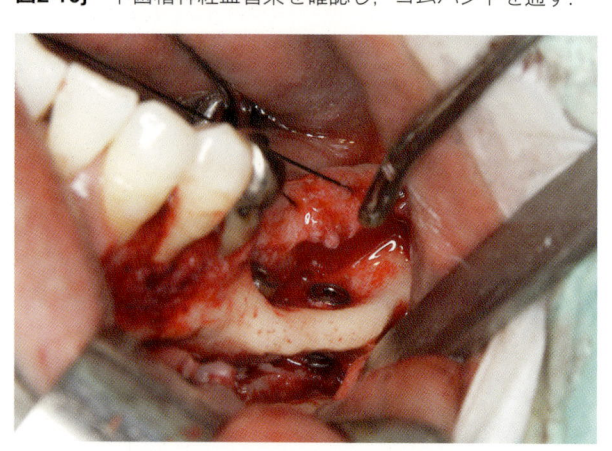

図2-16l 下歯槽神経血管束を後方へ移動した後，インプラントを埋入する．インプラントの側面がみえている．

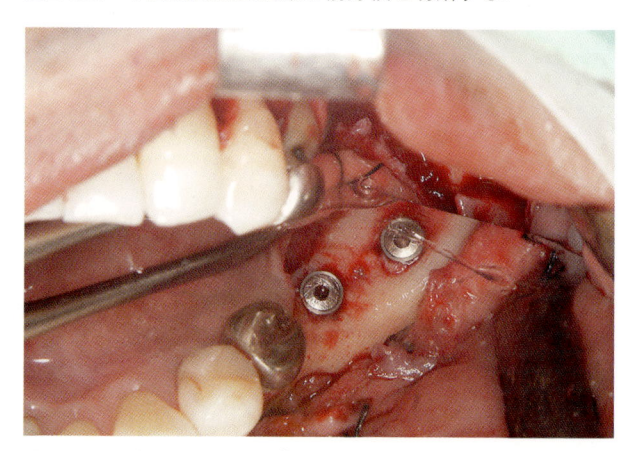

図2-16m 埋入したインプラントの頭がみえている．

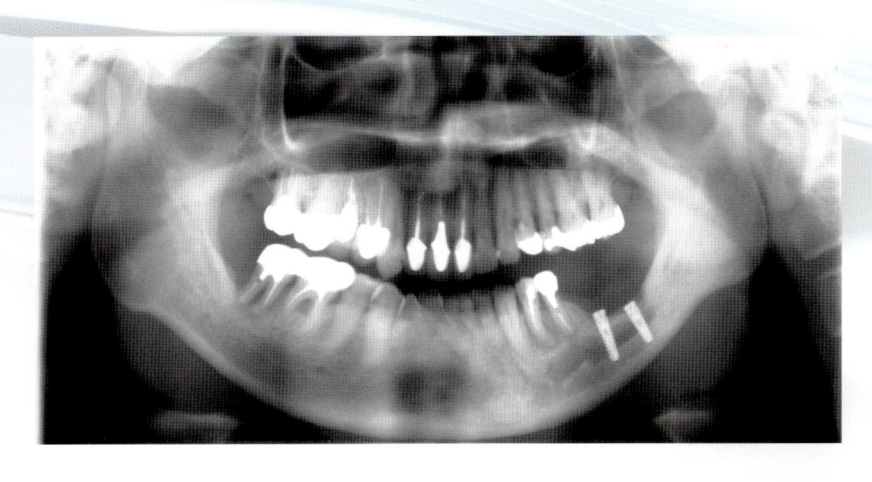

図2-16n 下顎下縁近くまで埋入されたインプラント.

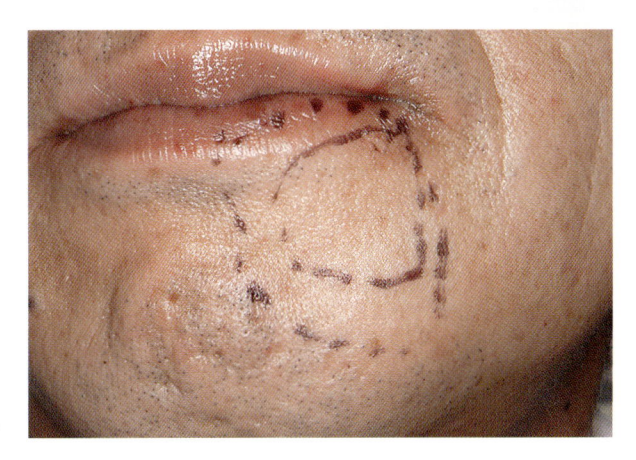

図2-16o 手術直後の知覚麻痺の範囲.

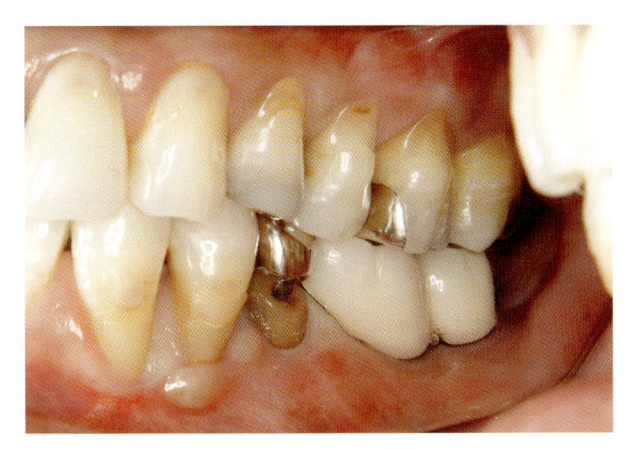

図2-16p 上部構造装着後の6 7頬側面.

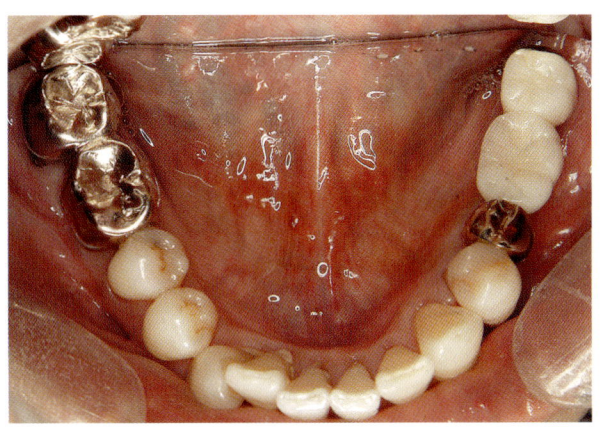

図2-16q 上部構造装着後の6 7咬合面.

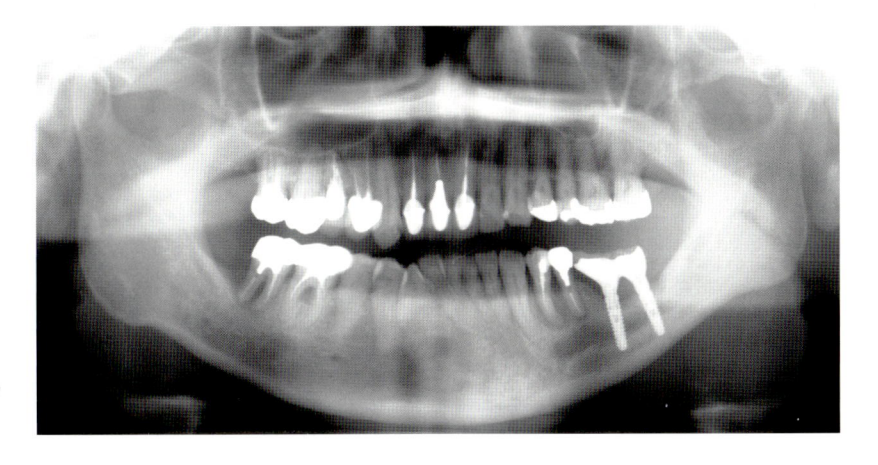

図2-16r 上部構造装着後のパノラマエックス線写真.

PART 2 ── 超音波装置バリオサージの臨床応用

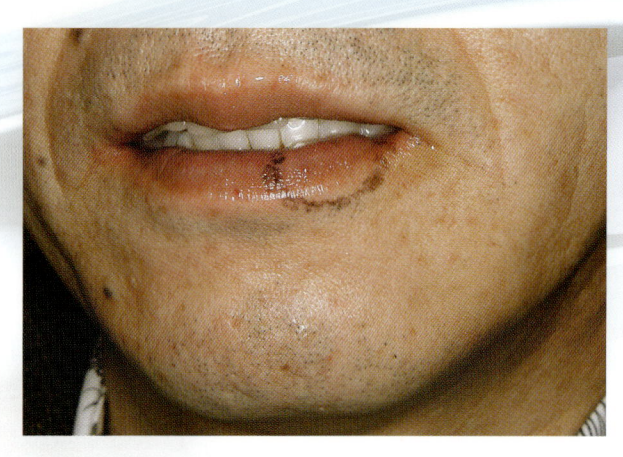

図2-16s　術後5ヵ月．オトガイ神経領域の知覚障害は赤唇のみになった．

Le Fort Ⅰ型骨切り術

モード選択：サージモード
パワー設定：最大80％まで

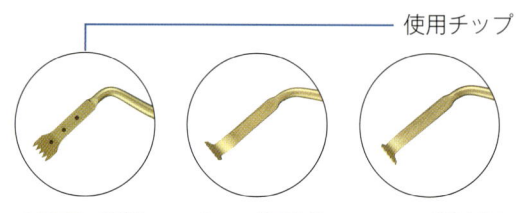

使用チップ

MODEL SG1　　MODEL SG14L　　MODEL SG14R

　外科的矯正のための顎骨の骨切りは，口腔内アプローチの手術がほとんどであるため手術野が狭く，軟組織の排除が十分に行えないことが多い．そういう状況において，軟組織を損傷することなく骨切りを行なわねばならない．通常は回転するバー類や振動する鋸を使って骨を切るが，軟組織の不十分な排除のもとで，そのような骨切削器で骨切りを行わなくてはならないために，軟組織を損傷しやすい．

　バリオサージでは，チップの先端だけで骨を切る運動をするので，排除が不十分でも，軟組織の損傷は軽微である．このため顎変形症の手術には，バリオサージが極めて有用である．しかし，従来の骨切削器に比べると，骨を切る速さは劣るので，周囲軟組織の排除が十分に行え，損傷が少ない場所では，従来のバーあるいは鋸を使って手術することが好ましいといえる．

　バリオサージでは骨切りを行いたい場所が狭い幅でも正確な骨切りが可能であるため，歯と歯の間の骨切りなどを，歯根を傷つけることなく行うことができるのは，特筆すべき特徴である．

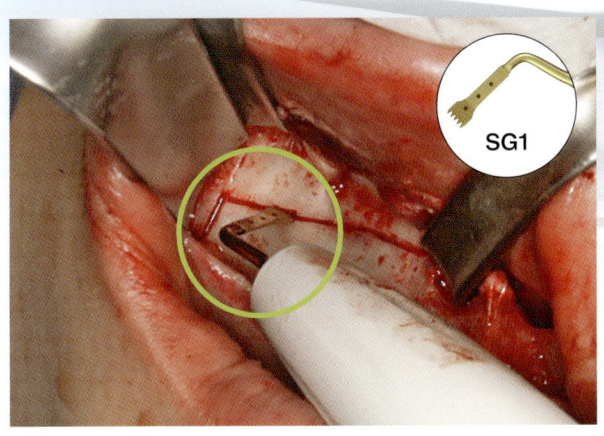

図2-17a　上顎骨前面のSG1チップによる骨切り1.

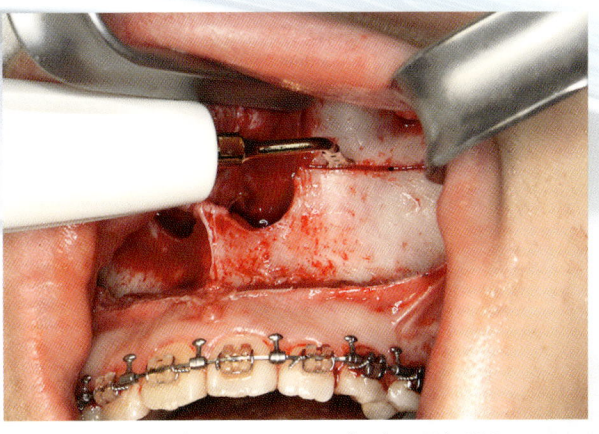

図2-17b　上顎骨前面のSG1チップによる骨切り2.

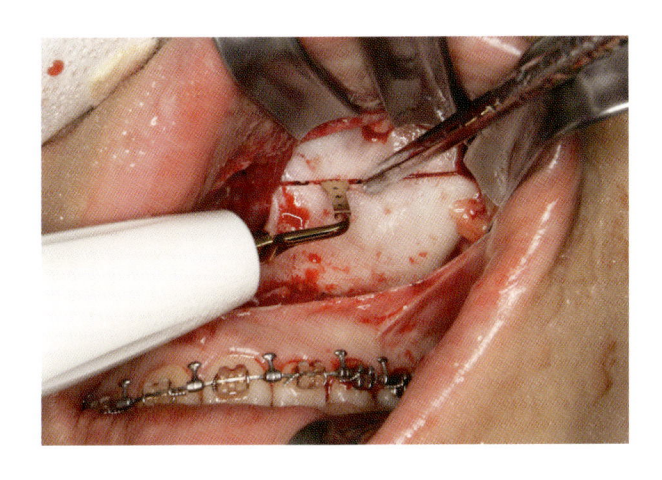

図2-17c　上顎骨前面のSG1チップによる骨切り3.

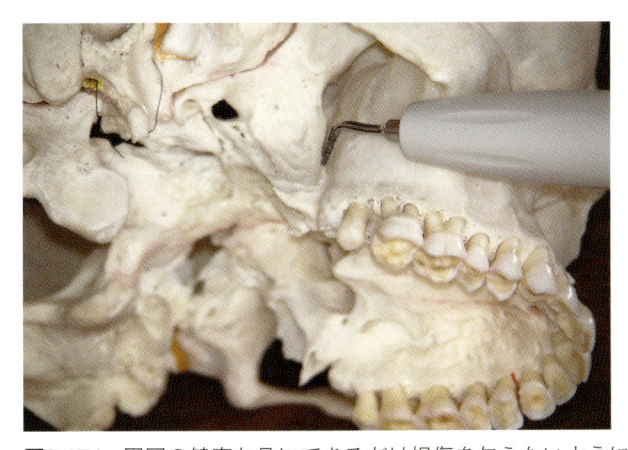

図2-17d　周囲の健康な骨にできるだけ損傷を与えないように注意する.

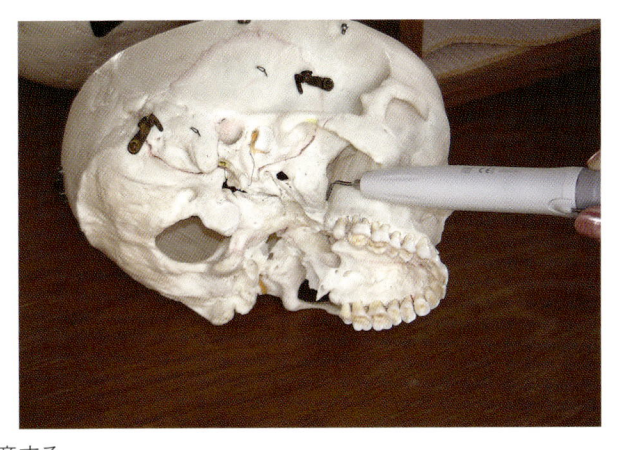

図2-17e　Le Fort I型骨切り術と下顎枝矢状分割法によって顎変形症の手術を行った症例. 術前, 術後の側方エックス線規格写真.

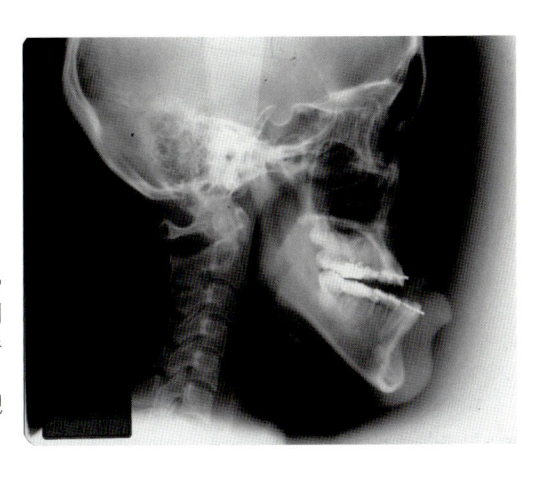

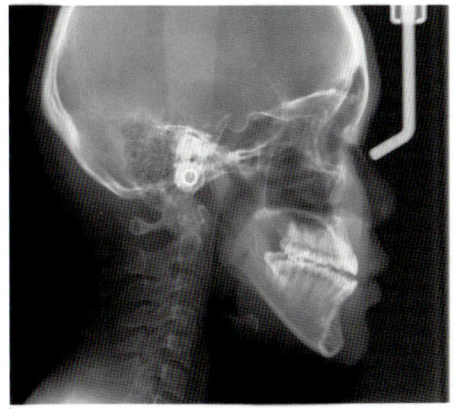

上顎臼歯部のインプラント補綴後のメインテナンス

モード選択：ペリオモード
パワー設定：最大100%まで

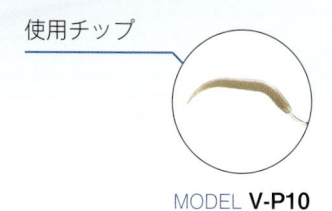

使用チップ

MODEL **V-P10**

　超音波スケーラーのチップは，インプラントを傷つけないようプラスチック製を使用して，設定はペリオモードにて行う．
　チップをインプラント体に平行に軽くあて，チップを短いストロークで動かす．できるだけチップの側面を使用してデブリードマンを行う．とくに補綴物の内側や連結部にはプラークが溜まりやすいので，確認しながら行う．超音波チップの湾曲した先端部を歯肉縁下に挿入し，軽く動かすと，プラークが容易に除去できる．アバットメントとインプラント上部構造の境界部についたプラークも効率よく除去できる．

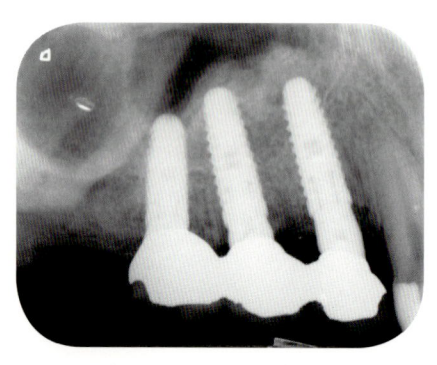

図2-18a 上顎臼歯部補綴後のエックス線写真．

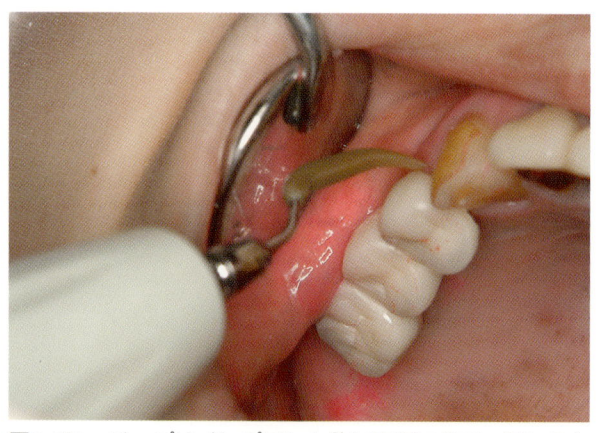

図2-18b チップはインプラント体に平行にあて，短いストロークで動かす．

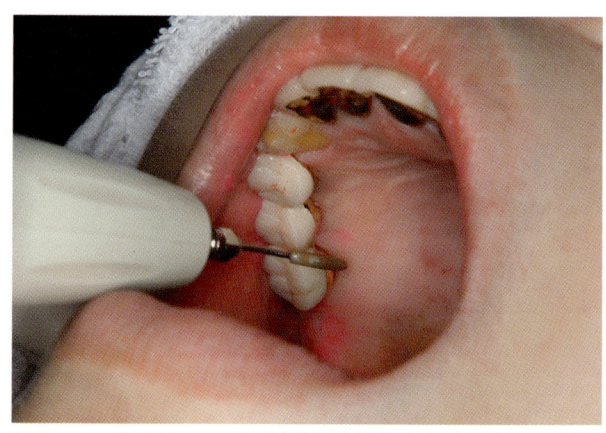

図2-18c 超音波チップの湾曲した先端部を歯肉縁下に挿入し，軽くあてながら小さく動かすと，プラークが容易に除去できる．

下顎前歯部のインプラント補綴後のメインテナンス

モード選択：ペリオモード
パワー設定：最大100%まで

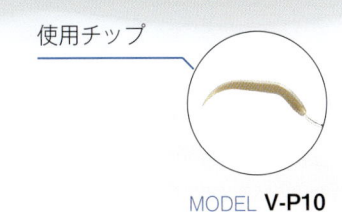

使用チップ
MODEL **V-P10**

　歯周病による骨吸収が大きい場合には，歯肉縁下のアバットメント部分が長くなる場合がある．歯肉は薄いので，メインテナンスの際には歯肉を傷つけないようにより注意が必要となる．超音波スケーラーのチップは薄くできているため，このような部位にも挿入しやすい．超音波の振動も軽度なので，患者さんにほとんど痛みを感じさせることはなく，術者も疲れを感じない．

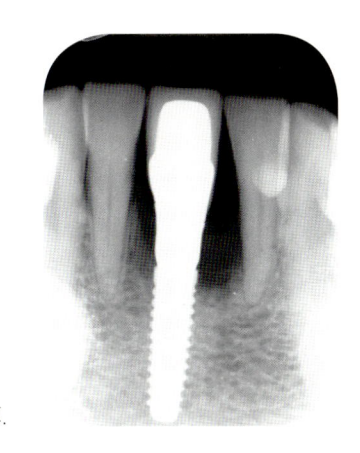

図2-19a　下顎前歯部補綴後のエックス線写真．

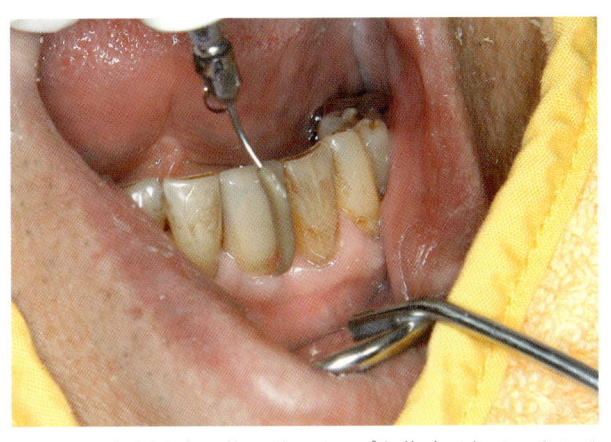

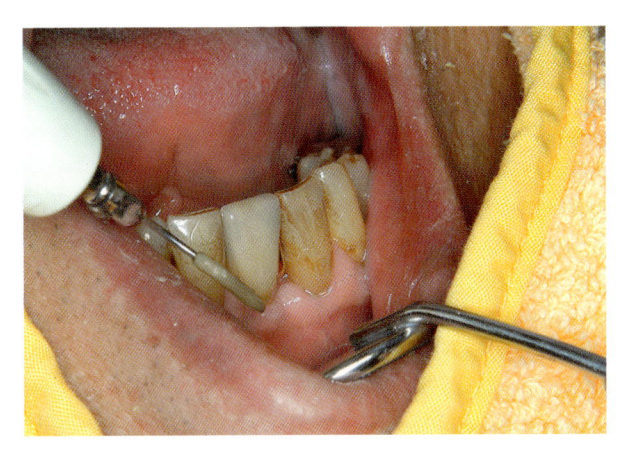

図2-19b　頬側歯肉は薄いが，チップも薄くできているので，挿入がしやすく，痛みもほとんど感じさせない．

PART 2　超音波装置バリオサージの臨床応用

PART 3

超音波装置バリオサージによる
チップの動き方
──高速度カメラによる観察──

高速度カメラによる観察

　歯石除去や根管治療等を目的とした超音波治療装置，口腔外科分野で用いられる顎骨の切削を目的とした超音波骨切削装置が世間に存在している．
　これらの装置は超音波振動を発生させる発振器，手に持つハンドピース，治療の目的に応じた形状のチップなどから構成されている．チップの振動周波数は約30kHzで，これは1秒間に3万回振動する．そのチップの形状は，歯科用，口腔外科用合わせて100種類以上あるが，チップの動きを直接確認することは困難であった．
　その理由として，いままでは世間一般に存在する撮影技術では，まだその振動を可視化するまでに至っていないからである．つまり，カメラの撮影速度が振動周波数に追いつかなかった．しかし，NHK放送技術研究所の協力のもと，超高速度カメラを用い，また専門的な撮影技術により，バリオサージのチップを1秒間に30万コマ以上のスピードで撮影し，その振動を可視化することができた．

目　　的

　高速度カメラを用いて撮影する目的は，チップの超音波振動の様子が，治療に必要な振動の状態であるかを把握することにある．チップが予期する方向に振動していれば，チップの形状が正しいと判断できる．しかし，チップ先端が全く動かない，またはほとんど動かない場合や予期しない方向に動いている場合は，チップの形状を修正する必要がある．
　超音波振動の様子を把握することで，製造業者にとっては最適なチップの形状を作る機会が生まれ，その最適な形状のチップを医師が用いることで，多くの患者はより最適な治療を受けることができる．日本のみならず，世界中の患者がこの恩恵を受けることができると思われる．

超音波振動の発生原理

　歯科用超音波治療装置で用いるハンドピースについて，振動の発生原理を説明する（図3-1）．圧電素子（ピエゾセラミックス）に交流電圧をかけ，発振器の周波数を変化させて，圧電素子を含めた振動子の持つ固有周波数に一致させると，振動子は振動し始める．この一致した周波数が共振周波数である．共振周波数は，取りつけるチップの形状，長さにより変動する．

撮影状態および条件

　チップの超音波振動の撮影には，NHK放送技術研究所が所有する超高速度高感度カメラを用いた．このカメラはCCDの各画素のフォトダイオードに映像を記録するメモリーを直結しているため，最大100万枚／秒で撮影することが可能である．
　空気中での撮影の様子を図3-2に示す．チップが取りつけられているハンドピースを固定用治具で固定した．バンポン（ゴム板）でハンドピースを固定することにより，外部からの振動がハンドピースに伝わりにくい環境を準備した．この状態で発振させることにより，チップが振動する．
　超音波によるキャビテーションの撮影の様子を図3-3に示す．チップ先端を水

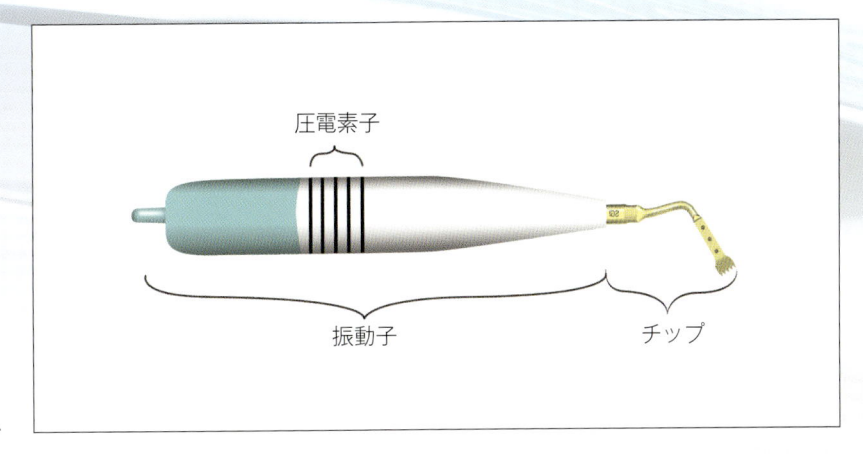

図3-1 ハンドピースの構造.

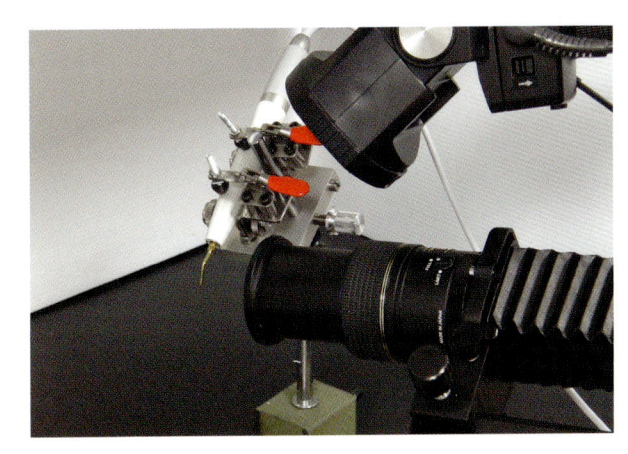

図3-2 空気中での撮影の様子.

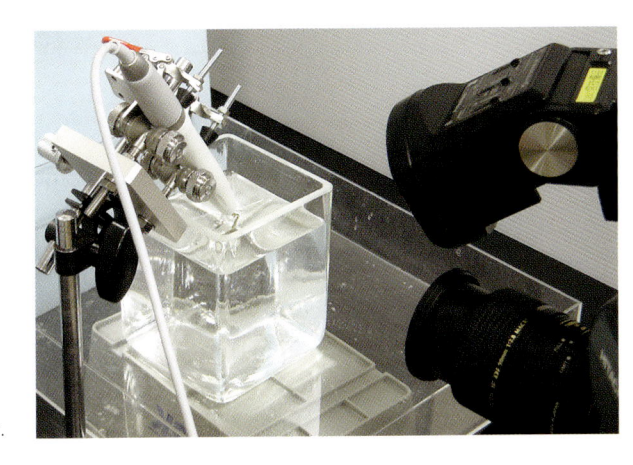

図3-3 水中での撮影の様子.

道水のなかに入れて超音波発振させることにより，チップ先端が振動し，チップの周囲にキャビテーションが発生する．

　キャビテーションにより水のなかではチップ周辺で乱流が発生し，水面が荒れる．しかし，撮影速度はとても速いために，その乱流による振動の影響は受けない．

　振動子を発振させる共振周波数は約30kHzであることから，1周期つまりチップが一往復する時間は約33 μsec である．高速度カメラでは，撮影速度（枚／秒）および電子シャッターを設定することができる．電子シャッターとは，1枚の撮影時間中の露光時間のことである．たとえば，撮影速度10万枚／秒・電子シャッター1/4のとき，1枚ごとの撮影時間は10 μsec，露光時間は2.5 μsec となる．

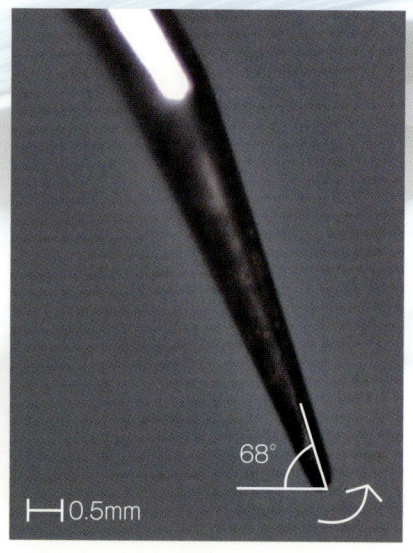

図3-4 0 sec のとき．

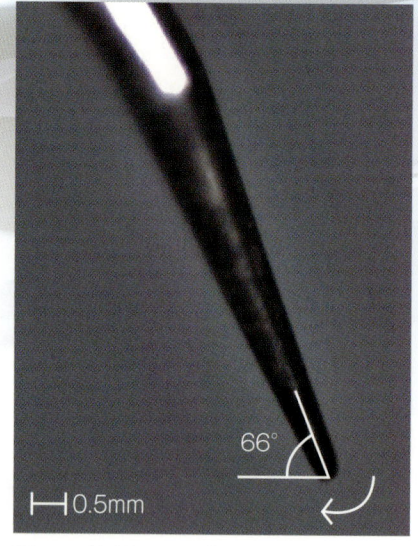

図3-5 約18 μsec 後のとき．

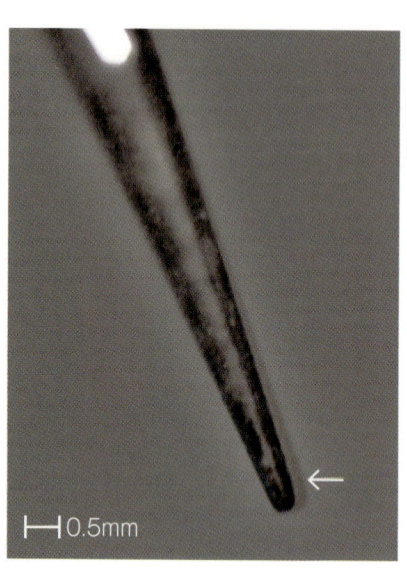

図3-6 図3-4と図3-5のチップ先端を合成．振動振幅の様子がわかる．

空気中での振動の様子

　空気中で無負荷の状態でスケーラー用チップを振動させ，振動をはじめてから数秒後の状態を撮影した．チップ先端の大きさはφ0.3mmである．撮影速度は33万枚/秒，電子シャッターは1/4とした．1枚の撮影速度は3 μsecなので，1周期中で約10枚の画像を撮ることができる．このとき，チップ先端が最も振れている位置を図3-4と図3-5に示す．図3-4は撮影開始0 sec のとき，図3-5は撮影開始から約18 μsec 後のときである．

　図3-4では，水平軸とチップ中心軸とのなす角度は68°である．その後，チップ先端は矢印の向きに動きはじめ，図3-5の状態になる．このときの水平軸とチップ中心軸とのなす角度は66°である．図でみると2°チップ先端が振れている．図3-5の後，もとの位置（図3-4）に戻ろうと，チップのある場所を支点として，振り子のような動きをする．

　図3-6は図3-5のチップの色を薄く修正し，図3-4の画像とチップの根元が重なるように合成した．チップ先端の大きさがφ0.3mmであることから，チップ先端の振動振幅（移動量）は0.2mmp-p程度であることがわかる．

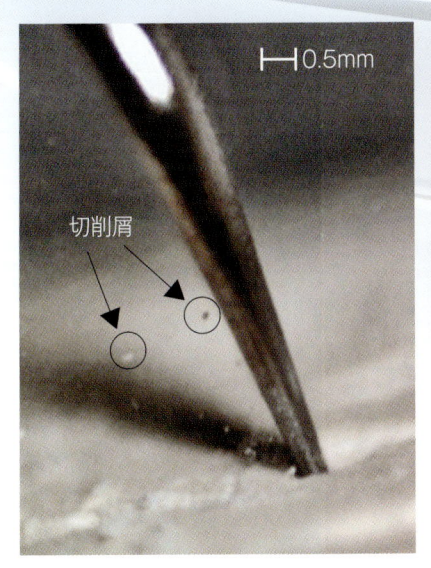

図3-7　0 sec のとき．

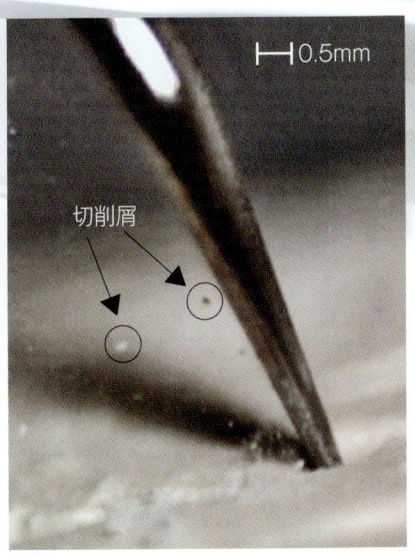

図3-8　約10 μsec 後のとき．

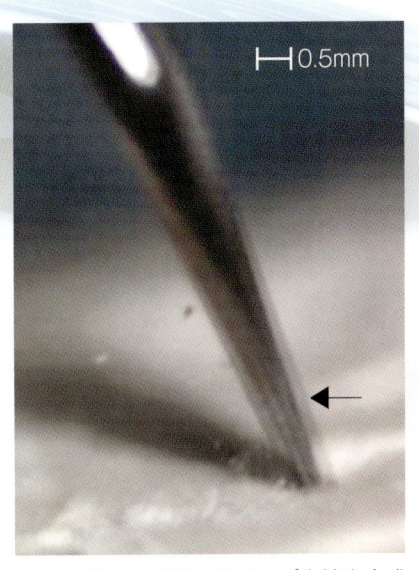

図3-9　図3-7と図3-8のチップ先端を合成した．わずかにチップが振動しているのがわかる．

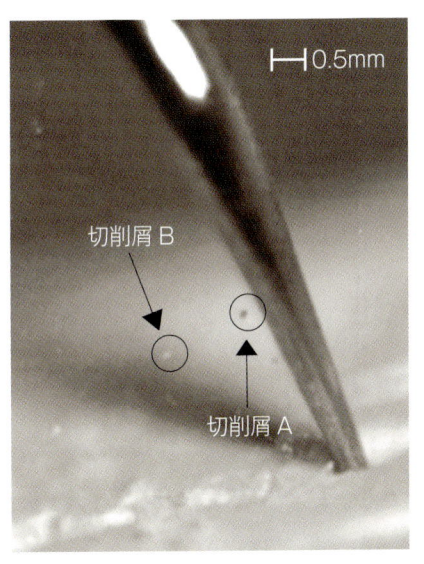

図3-10　50 μsec 後のとき．

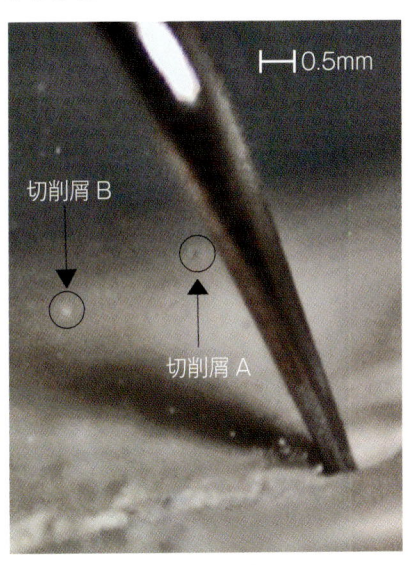

図3-11　1 msec 後のとき．

負荷をかけたときの振動の様子

　　空気中で振動させた状態から，チップ先端に黄色の石膏のブロックを軽く押しあて，チップ先端の動きおよび切削屑の排出の様子を撮影した．チップは無負荷のときと同じものを用い，無負荷での先端振幅も同じになるようにチップ先端振幅を設定した．

　　撮影速度は10万枚／秒，電子シャッターは1/8とした．1枚の撮影速度は10 μsec なので，1周期中で約3枚の画像を撮ることができる．切削屑の排出の様子を観察する目的もあったため，撮影速度は無負荷のときの1/3程度とした．このとき，チップ先端が最も振れている位置を図3-7と図3-8に示す．図3-7は撮影開始0 sec のとき，図3-8は撮影開始から約10 μsec 後のときである．

　　図中にみえる白い点は，石膏の切削屑である．約10 μsec の時間では，切削屑はほとんど動いていない．しかし，図3-7および図3-8をよく観察すると，チップ先端において，石膏との間隔はわずかに広がっており，チップが振動していることが確認できる．

図3-9は図3-8のチップの色を薄く修正し，図3-7の画像とチップの根元が重なるように合成した．図3-9からチップ先端の振動振幅（移動量）は0.1mmp-p程度であることがわかる．チップ先端に負荷がかかると，振動系からみた場合に負荷が抵抗成分として表れるため，無負荷時に比べてチップ先端の振幅が小さくなる．
　切削屑は，図の左方向に多く排出されており，チップが図の右方向から左方向にかけて石膏をひっかくように削っていることがわかる．
　撮影開始後50 μsec の様子を図3-10に，撮影開始後 1 msec の様子を図3-11に示す．比較的大きな切削屑 A・Bに注目すると，時間経過による動きをみることができる．振動によりチップ左側に飛ばされた切削屑は，50 μsec から 1 msec の間に，約0.5mm 移動している．そして，切削屑はすべてが同じ方向に飛ばされていないこともわかる．これはチップ先端が石膏にあたり，破砕された屑が吐き出されたときの角度によるものである．

水中でのキャビテーションの発生について

　図3-3のようにチップ先端を水道水の入ったガラス製の各バットのなかに入れ，その状態で発振させることにより，キャビテーションの発生の様子を撮影した．チップはいままで撮影したものとは異なるものを用いた．形状はスケーラーチップよりも湾曲が大きいもので，チップ先端は厚み0.4mm の板状である．
　撮影速度は33万枚 / 秒，電子シャッターは1/8とした．1 枚の撮影速度は 3 μsec なので，1 周期中で約10枚の画像を撮ることができる．
　気泡発生から消滅するまでの過程を図3-12〜17に示す．図3-12は撮影開始 0 sec のとき，図3-13〜17は撮影開始から 6 μsec 後，18 μsec 後，30 μsec 後，42 μsec 後，320 μsec 後のときである．気泡がよく発生している部分を丸で囲み，C から F の記号を付けた．
　振動の腹（最もよく動く部分）に気泡が発生している．大きい気泡が発生しているのは，D と E の位置であった．C に発生する気泡の大きさは D よりも小さく，また F に発生する気泡の大きさは E よりも小さかった．そして，振動の節（ほとんど動かない部分）には，ほとんど気泡が発生していない．
　同じ振動の腹の位置でも，チップの裏表によって発生する気泡の大きさが異なるのは，チップの形状が影響していると考えられるが，詳しいことはさらなる検証が必要である．
　気泡の発生の様子について考えるために，D の部分に注目する．図3-12の撮影開始 0 sec にはキャビテーションの核と思われるものができはじめている．D の周囲の圧力が，圧縮力から減圧力の範囲に入ったときであり，この後から徐々に気泡が作られていく．また，D の部分に発生した気泡は，時間経過とともに膨らむように図の右側に移動する．
　図3-13の 6 μsec 後では，D の部分の減圧力（膨張力）により，気泡が少し大きくなってきている．チップ表面から約0.7mm 離れた場所でも気泡が発生しはじめている．
　図3-14の18 μsec 後では，超音波振動のチップの変更により，チップの D の部分は図の最も右側に位置しており，気泡の大きさが最も大きくなる．この状態が減圧力最大と考えられる．
　図3-15の30 μsec 後では，気泡が徐々に破裂しはじめ，気泡の数が少なくなっている．チップの D の部分は図の最も左側に位置している．この状態が圧縮力最大であると考えられるが，図3-15をみる限り，まだ気泡が残っている．
　図3-16の42 μsec 後では，図ではわかりにくいが，前の周期で破裂しきれてい

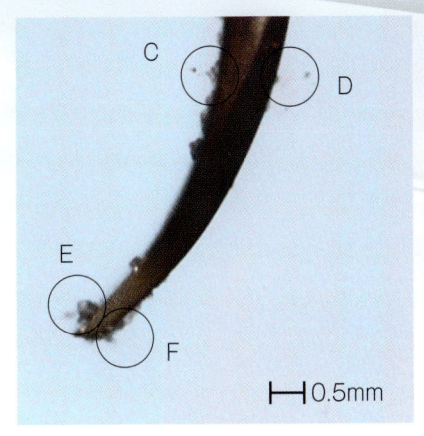

図3-12　0 sec のとき.

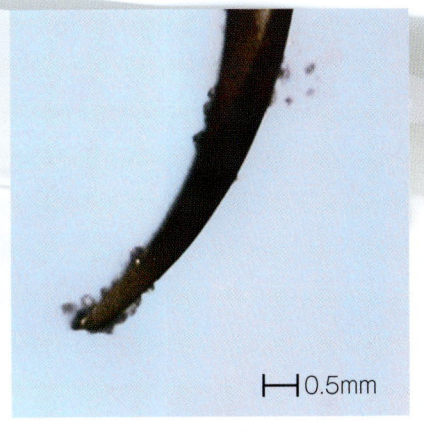

図3-13　6 μsec のとき.

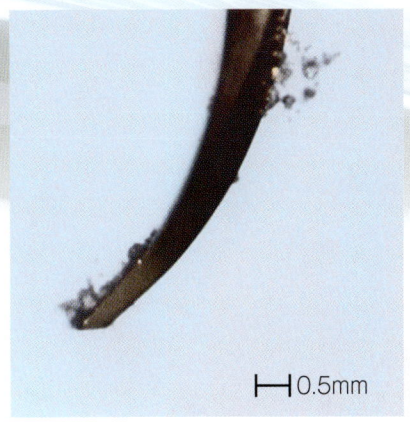

図3-14　18 μsec のとき.

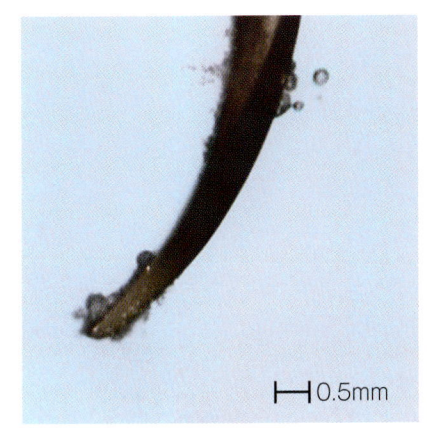

図3-15　30 μsec のとき.

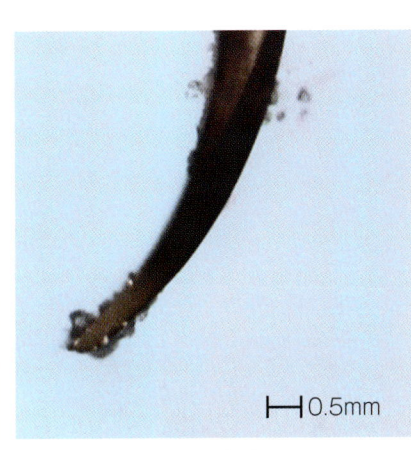

図3-16　42 μsec のとき.

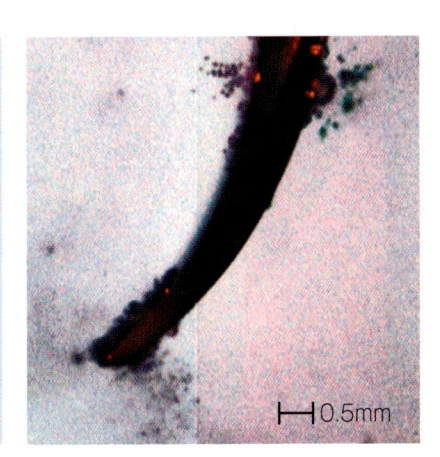

図3-17　320 μsec のとき.

ない気泡（図では大きな気泡状態になっているもの）を残したまま，次の振動の周期による気泡が発生しはじめている．

　図3-17は，コントラストの設定を変え，気泡がみやすいように修正した．320 μsec 後は減圧力から圧縮力への移行期間であり，気泡が徐々につぶされはじめていくときである．この図において，数珠つなぎになったような気泡（Cの場所），チップ表面から1.0mm程度離れたところに発生した気泡（Fの場所）がみられる．このような気泡がみられる原因については今後さらに実験や観察をくり返す必要がある．

　以上のことから，時間経過によるキャビテーションの発生状態が明らかになり，チップの振動振幅が大きいところでは，より大きなキャビテーションが発生していた．また，一部の気泡は，次の振動のサイクルが始まり，気泡ができはじめても消滅せずに残っているものもあった．これは気泡の発生と消滅がチップの振動のサイクルと同期していないと考えられる．

著者略歴

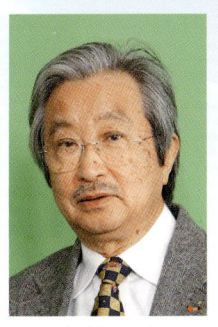

香月　武
（かつき　たけし）

〈経　歴〉
1965年　九州大学医学部附属病院助手
1967年　九州大学歯学部附属病院助手
1972年　九州大学歯学部附属病院講師
1978年　九州大学歯学助教授
1981年　佐賀医科大学歯科口腔外科学講座教授
2002年　佐賀医科大学退官
2002年　佐賀医科大学名誉教授
現在に至る

〈役　職・所属学会〉
佐賀医科大学名誉教授，日本口腔外科学会指導医，日本口腔インプラント学会指導医，ペラデニア大学客員教授（スリランカ），スース大学客員教授（チュニジア），モンゴル健康科学大学客員教授，神奈川歯科大学客員教授，日本口腔外科学会名誉会員，日本口腔科学会名誉会員，日本顎変形症学会名誉会員，ヨーロッパ顎顔面外科学会会員

〈主な著書〉
『唇裂手術アトラス』クインテッセンス出版株式会社，2002年（共著）
『インプラント・口腔外科のための手術の基本と外科解剖』クインテッセンス出版株式会社，2007年（共著）
『多血小板（PRP）の口腔への応用』クインテッセンス出版株式会社，2006年（共著）
『顎骨壊死を誘発するビスフォスフォネート経口薬あるいは静注薬』クインテッセンス出版株式会社，2009年（共著）
『海外歯科ボランティアの道』日本歯科新聞社，2010年

〈外国におけるボランティア手術〉
・唇裂，口蓋裂の手術のためボランティアとしてベトナムに行く（1993～2009年まで19回）
・唇裂，口蓋裂の手術のためボランティアとしてチュニジアに行く（1999～2009年まで11回）
・唇裂，口蓋裂の手術のためにフィリピン，ドマゲッティ市に行く（2001～2009年まで7回）
・唇裂，口蓋裂の手術のためボランティアとしてラオスに行く（2001～2003年まで2回）
・唇裂，口蓋裂の手術のためボランティアとしてミャンマーに行く（2007年3月13日～21日）

〈JICA専門家としての活動〉
2000年4月，10月　ペラデニア大学（スリランカ）

〈ロータリー派遣大学教官としての活動〉
2002年7～10月　ペラデニア大学（スリランカ）
2005年8～11月　スース大学（チュニジア）

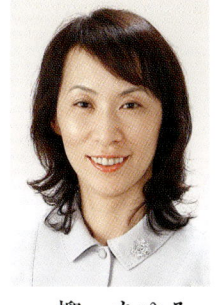

一柳　あゆみ
（ひとつやなぎ　あゆみ）

〈経　歴〉
1990年　九州大学歯学部卒業
　　　　九州大学第一口腔外科入局
1994年　小文字病院歯科口腔外科医長
1998年　小文字歯科クリニック院長
2004年　医療法人恵祐会　新小文字インプラントセンター長
現在に至る

〈役　職・所属学会〉
新小文字インプラントセンター長
日本口腔インプラント学会専門医

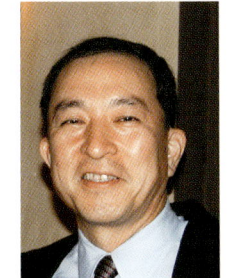

岩本　憲一
（いわもと　けんいち）

〈経　歴〉
1977年　九州大学歯学部卒
1977～79年　九州大学歯学部口腔外科
1979年　岩本歯科を開業
1990年　医療法人皓歯会理事長
現在に至る

〈研究歴等〉
1979～85年　長崎大学歯学部口腔外科研究生
1986～99年　伊王島成人歯科保健事業
1988～96年　長崎大学歯学部予防歯科研究生
1988年　第1回国際予防歯科学会（スウェーデン），研修会出席
1989年　伊王島予防歯科事業
1990年　カールスタット（スウェーデン）予防歯科センター研修
1990年　ヨーロッパ地区インプラント学会出席
1996年　スウェーデンインプラント研修

〈公職歴〉
1985～88年　長崎市歯科医師会学術委員
1985～94年　長崎県歯科医師会公衆衛生委員
1992年～　伊王島診療所嘱託医，伊王島小・中学校歯科校医
1995年～　長崎市立桜馬場中学校歯科校医

負担の少ないインプラント治療／オーラルサージェリーのための
超音波装置バリオサージ

2011年5月10日　第1版第1刷発行

監　著　者　香月　武
著　　　者　一柳　あゆみ／岩本　憲一
発　行　人　佐々木　一高
発　行　所　クインテッセンス出版株式会社
　　　　　　東京都文京区本郷3丁目2番6号　〒113-0033
　　　　　　クイントハウスビル　電話（03）5842-2270（代表）
　　　　　　　　　　　　　　　　（03）5842-2272（営業部）
　　　　　　　　　　　　　　　　（03）5842-2279（書籍編集部）
　　　　　　web page address　http://www.quint-j.co.jp/

印刷・製本　サン美術印刷株式会社

Ⓒ2011　クインテッセンス出版株式会社　　　　禁無断転載・複写
Printed in Japan　　　　　　　　落丁本・乱丁本はお取り替えします
　　　　　　　　　　ISBN978-4-7812-0199-3　C3047
定価はカバーに表示してあります